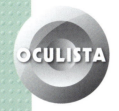 編集企画にあたって…

近年になり，本邦でも眼科領域においてロービジョンケアへの関心が高まってきています．しかし，その一方，ロービジョンケアを実際に行っている医療機関はいまだ限られているのが現状です．多くの眼科医に話を聞くと，「ロービジョンケアの重要性はわかっているのだけれど，それを行う時間がないうえに，どうやって行っていいのかがわからない」という言葉を耳にします．ロービジョンケアを始める前の私もまさにその通りでした．

そのような状況のもと，ロービジョンケアを受けることができない視覚障害者をなくす目的で，日本眼科医会が中心となり，都道府県ごとにロービジョンケアネットワーク（通称：スマートサイト）が構築され，本年度中にはすべての都道府県で完成する見込みとなってきました．このシステムは素晴らしいもので，視覚障害者自身が行動を起こしてどこかの施設にアクセスできることを手助けするとともに，視覚障害者をとりまく医療施設や福祉施設などの連携の形成に役立っています．しかし，このシステムで一番心配なことは，眼科医がロービジョンケアに関して，その専門施設や福祉施設に単に丸投げをしてしまうことです．

本雑誌ではいわゆる丸投げをなくし，多くの眼科医が少しでもロービジョンケアに対する知識を増やすことができるように，現在，実践でロービジョンケアに積極的に取り組んでいる方々に執筆していただきました．眼科医療そのものにも update が必要なのと同時に，ロービジョンケアも update した知識が必要と考え，なるべく新しい情報が入るように工夫しました．また，最後のほうの章には，ロービジョン機器を扱う取り扱う会社などを掲載し，本来ですと学術的な雑誌にそぐわない情報も入っていますが，明日からの臨床でのロービジョンケアには必須なものと考え，敢えてそのような項を作り，執筆を依頼させていただきました．

ロービジョンケアネットワーク（スマートサイト）の活用も大事ですが，眼科医自らが，そのシステムで視覚障害の患者さんを紹介してもらっても対処できるように，本書を利用していただけますと望外の喜びです．

2019 年 7 月

加藤　聡

KEY WORDS INDEX

和 文

あ, か

ICT 機器 • 34
アセスメント • 46
英国 中途失明者のためのパスウェイ • 90
主なニーズは読字，書字，羞明，歩行のケア • 38
オランダ 視覚喪失者への制度 • 90
介護保険制度 • 42
学際的ロービジョン研究 • 1
拡大読書器 • 34, 93
眼科医 • 21
看護師のかかわり • 31
患者団体 • 93
機能訓練 • 46
QOL 尺度 • 74
血糖 • 42
減免 • 85
光学的補助具 • 64
心のケア • 12
個別支援計画 • 46

さ

支援団体 • 93
視覚障害 • 53, 78, 81
視覚障害者 • 12, 60
視覚障害者用補装具適合判定医師研修会（医師研）• 1
視覚障害と日常生活動作 • 31
視覚補助具 • 21, 53, 64, 93
視覚リハビリテーション • 5, 53
視機能 • 27
視機能関連 QOL • 74
失明原因第 1 位 • 38
質問票 • 53
視能訓練士 • 27
視能訓練士のための LV 講習会 • 1
視野 • 81
遮光眼鏡 • 34, 93
障害等級 • 81, 85
障害認定基準 • 81
情報時代 • 5

自立訓練 • 46
視力 • 81
人工知能 • 5
身体障害者 • 78
身体障害者手帳 • 81, 85
診断書 • 78, 81
心理的ケア • 34
スマートサイト • 1, 60
生活の質 • 27, 74

た, な, は

デジタルビジョンケア • 72
糖尿病黄斑浮腫 • 42
糖尿病眼手帳 • 42
糖尿病網膜症 • 42
難病 • 78
ニーズ • 53
日常生活関連動作 • 31
日常生活用具 • 64
日本ロービジョン学会 • 1
バリアフリー • 12
病型により障害もさまざま • 38
福祉施設 • 21
包括的 QOL • 74
補装具 • 78
補装具 • 85

ま, ら, わ

見え方の質 • 5
モニタリング • 46
リーフレット • 60
ルーペ • 34
連携 • 21, 27
ロービジョン • 27, 60
ロービジョンケア
　• 1, 5, 12, 21, 31, 53, 60, 64, 72
ロービジョンケアにおける看護師の役割 • 31
ロービジョンケアの導入が難しい • 38
ロービジョン補助具 • 64
ロービジョンリハビリテーション • 12
割引 • 85

欧 文

A, B, C

activities parallel to daily living • 31
adult UK sight loss pathway • 90
AI • 5
artificial intelligence • 5
assessment • 46
assistive device • 85
barrier free • 12
blood glucose • 42
CCTV • 93
certificate for vision impaired • 85
certified orthoptist • 27
check for plan • 46
closed circuit television • 34, 93
cooperation • 21, 27

D, E, F

daily living instruments • 64
diabetic macular edema • 42
diabetic retinopathy • 42
digital vision care • 72
disability certification standards • 81
disabled person • 78
discount • 85
electronic assistive device • 64
exemption • 85
filter glasses • 34
Functional Vision Score • 90
FVS • 90

G, I

generic QOL • 74
grade of disability • 81, 85
ICT • 72
impact of visual impairment on activities of daily living • 31
independence training • 46
individual support plan • 46
information age • 5

information and communications technology device • 34
interdisciplinary low-vision study • 1
intractable disease • 78
involvement of nurses • 31
IOT • 72
iPad • 72
iPhone • 72
it is difficult to introduce low vision care • 38

J, L, M
Japanese society for low vision research and rehabilitation • 1
judgement and application of prosthetic devices course for ophthalmologists • 1
leaflet • 60
light shielding spectacle • 93
long-term care insurance system • 42
loupe • 34
low vision • 27, 60
low vision aid(s) • 21, 64, 93
low vision care • 1, 5, 12, 21, 31, 53, 60, 64, 72
low vision devices • 64
low vision rehabilitation • 12
low-vision lecture for certified orthoptist • 1
medical certificate • 78, 81
mental care • 34
mental health care • 12
monitoring • 46

N, O, P
needs • 53
NEI VFQ-25 • 74
ophthalmologist • 21
patients advocacy group • 93
physical disability certificate • 81
prosthetic device • 78

Q, S
QOL • 74
QOL scale • 74
QOV • 5
quality of life • 27, 74
quality of vision • 5
questionnaire • 53
SmartSight™ • 1, 60
support association • 93
system for Duch sightloss persons • 90

T, V, W
the diabetic eye notebook • 42
the first cause of blindness • 38
the main needs are reading, writing, explanation, walking care • 38
the role of the nurses in low vision care • 31
the visually handicapped • 60
training course for independent livng • 46
various types of disorders due to glaucoma types • 38
Visio • 90
vision rehabilitation • 5
vision related QOL • 74
visual acuity • 81
visual assistive devices • 53
visual field • 81
visual function • 27
visual impairment • 53, 78, 81
visual rehabilitation • 53
visually disabled person • 12
welfare facilities • 21

WRITERS FILE
(50音順)

安藤　伸朗
（あんどう　のぶろう）

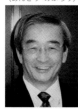

1977年	新潟大学卒業 同大学眼科入局
1979年	浜松聖隷病院勤務(1年6か月)
1987年	新潟大学医学部，講師
1991年	米国 Duke 大学留学(1年間)
1996年	済生会新潟第二病院眼科，部長
2004年	同病院，第4診療部長
2018年	立川綜合病院眼科，主任医長

大音　清香
（おおね　きよか）

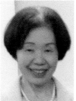

1973～2005年	昭和大学病院勤務(産科，循環器内科，整形外科，眼科病棟眼科外来，内視鏡センター等)
1997年	同大学リハビリテーション科，医学博士号取得
2005～10年	医療法人社団済安堂西葛西・井上眼科病院，看護部長
2010～15年	同，お茶の水・井上眼科病院看護部教育研究部長／お茶の水・井上眼科クリニック看護部長
2015年～	同，名誉看護部長

斉之平真弓
（さいのひら　まゆみ）

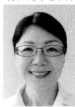

1987年	愛知医科大学卒業 大阪大学眼科学教室入局
1989年	関西労災病院眼科
1990年	眼科杉田病院
2008年～	宮田眼科病院 鹿児島大学眼科
2014年	同大学眼科，非常勤講師

石井　雅子
（いしい　まさこ）

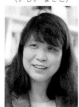

1985年	深谷赤十字病院入職
1995年	日本大学文理学部英文学科卒業
1998年	新潟医療技術専門学校，講師
2006年	新潟大学医学部，非常勤講師
2013年	同大学大学院医歯学総合研究科生体機能調節医学専攻博士課程修了博士(医学)
2013年	新潟医療福祉大学医療技術学部，教授

加藤　聡
（かとう　さとし）

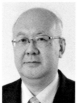

1987年	新潟大学卒業 東京大学医学部附属病院眼科入局
1990年	東京通信病院眼科
1996年	東京女子医科大学糖尿病センター眼科，講師
1999年	東京大学医学部附属病院分院眼科，講師
2000年	King's College London, St. Thomas' Hospital, 研究員
2001年	東京大学眼科，講師
2007年	同，准教授
2013～19年	日本ロービジョン学会，理事長

鈴鴨よしみ
（すずかも　よしみ）

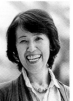

1999年	東北大学大学院医学系研究科修了 東京大学国際交流室，リサーチレジデント
2000年	京都大学医療疫学，リサーチレジデント
2002年	パブリックヘルスリサーチセンターストレス科学研究所，研究員
2003年	京都大学医療疫学分野，助手
2006年	東北大学肢体不自由学，講師
2014年	同，准教授

石子　智士
（いしこ　さとし）

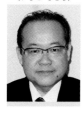

1987年	旭川医科大学卒業
1991年	同大学大学院修了 同大学眼科，医員
1992年	同，助手
1998年	文部省在外研究員，米国 Harvard 大学, Schepens 眼研究所，研究員
2000年	米国 Harvard 大学, Schepens 眼研究所，客員研究員
2001年	米国 Harvard 大学眼科，客員講師
2002年	旭川医科大学眼科，講師
2004年	同，助教授
2010年	同大学医工連携総研講座，特任教授

加茂　純子
（かも　じゅんこ）

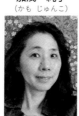

1985年	浜松医科大学卒業 山梨医科大学眼科研修
1986年	国立松本病院眼科研修
1987年	西眼科病院(大阪)
1992年	University of Dundee, Ninewells Hospital(英国)眼科臨床研究
1994年	京都大学医学部附属病院眼科
1995年	第二岡本病院眼科，医長
1997年	行定病院勤務
1998年	鶴ヶ島眼科クリニック 順天堂大学眼科
1999年	巨摩共立病院眼科，医長
2002年	甲府共立病院眼科，医長
2012年	同，科長

髙橋　広
（たかはし　ひろし）

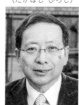

1975年	慶應義塾大学卒業 同大学眼科入局
1980年	同，助手
1986～87年	ブリティッシュコロンビア大学(カナダ)，訪問研究員
1989年	産業医科大学眼科，講師
1993年	同，助教授
2000年	柳川リハビリテーション病院眼科，部長
2008年	北九州市立総合療育センター眼科，部長

井上　賢治
（いのうえ　けんじ）

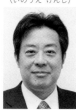

1993年	千葉大学卒業
1998年	東京医科大学医学部大学院修了
1999～2000年	東京医科大学医学部附属病院分院眼科，医局長
2000～2002年	医療法人社団蛍水会名戸ヶ谷病院眼科，部長
2002～2005年	医療法人社団済安堂井上眼科病院附属お茶の水・眼科クリニック，院長
2006～2012年	医療法人社団済安堂お茶の水・井上眼科クリニック，院長
2008年	医療法人社団済安堂，理事長
2012年	医療法人社団済安堂井上眼科病院，院長

川瀬　和秀
（かわせ　かずひで）

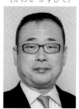

1988年	順天堂大学卒業 岐阜大学眼科入局
1993年	米国ミシガン大学，研究員
1997年	文部省内地研究員(山口大学眼科)
1999年	米国アイオワ大学眼科，研究員
2001年	岐阜大学眼科，講師
2002年	同，助教授
2005年	大垣市民病院眼科，医長
2007年	岐阜大学眼科，准教授
2014年	同，臨床教授

田淵　昭雄
（たぶち　あきお）

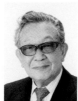

1968年	神戸大学卒業
1970年	兵庫県立こども病院眼科
1977年	川崎医科大学，助教授(眼科)
1985～86年	米国ケースウエスタンリザーブ大学神経内科眼球運動神経生理学研究所留学
1989年	川崎医科大学，教授(眼科学)
1992年	川崎医療福祉大学，教授(感覚矯正学)併任
2005年	川崎医科大学，名誉教授
2013年	川崎医療福祉大学，特任教授
2015年	同大学，名誉教授
2016年	同大学，客員教授

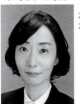

鶴岡三惠子
(つるおか みえこ)

1996年	東邦大学卒業
2001年	同大学医学部付属佐倉病院眼科，助手
2008年	西葛西井上眼科病院
2012年	井上眼科病院

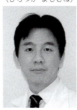

平塚　義宗
(ひらつか よしむね)

1992年	山形大学卒業
	順天堂大学眼科入局
2000年	米国ジョンズ・ホプキンス大学公衆衛生大学院修士課程修了(MPH)
2003年	順天堂大学眼科，講師
2007年	順天堂東京江東高齢者医療センター，先任准教授
2009年	国立保健医療科学院，室長
2011年	同，上席主任研究官
2015年	順天堂大学眼科，先任准教授
	国立保健医療科学院，客員研究官

山田　信也
(やまだ しんや)

1987年	日本社会事業大学社会福祉学部卒業
1989年	日本ライトハウス歩行指導員養成講習会修了
現在	国立障害者リハビリテーションセンター自立支援局福岡視力障害センター

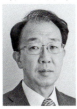

永井　春彦
(ながい はるひこ)

1987年	札幌医科大学卒業
1991年	同大学大学院修了
	トロント大学(カナダ)医学部留学
1995年	札幌医科大学眼科，助手
1997年	札幌鉄道病院眼科，主任医長
2003年	札幌医科大学眼科，臨床助教授
2005年	トロント大学(カナダ)医学部留学
2006年	勤医協札幌病院眼科，副科長

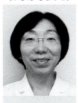

藤田　京子
(ふじた きょうこ)

1988年	愛知医科大学卒業
1991年	日本大学眼科，助手
1999年	米国ハーバード大学スケペンス眼研究所
2000年	日本大学，助教
2016年	関西医科大学，講師
2017年	愛知医科大学眼科，講師

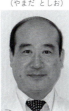

山田　敏夫
(やまだ としお)

1976年	国立大阪病院附属視能訓練学院卒業
	大島眼科病院入職
1979年	同，検査課長
1986年	同，検査部長
2017年	福岡教育大学，非常勤講師(〜現在)
	九州保健福祉大学，非常勤講師(〜現在)
	中村学園大学，非常勤講師(〜現在)
2018年	福岡視力障害センター，講師

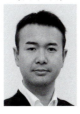

三宅　琢
(みやけ たく)

2005年	東京医科大学卒業
2012年	同大学眼科，兼任助教
2013年	東京大学先端科学技術研究センター人間支援工学分野，特任研究員
2014年	神戸理化学研究所網膜再生医療研究開発プロジェクト，客員研究員
2018年	東京大学政策ビジョン研究センター，客員研究員
	公益社団法人ネクストビジョン，理事

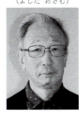

吉田　治
(よしだ おさむ)

1973年	日本大学理工学部工業化学科卒業
1986年	株式会社ナイツ入社
	眼科検査器械営業の傍ら，拡大読書器・単眼鏡の企画，開発，営業に携わる
2000年	日本ロービジョン学会立ち上げに関与
	同学会設立後，評議員として活動
2007年	ガイドヘルパー，ホームヘルパー2級養成課程修了
2016年	日本ロービジョン学会，理事

ロービジョンケア update

編集企画／東京大学准教授　加藤　聡

I．今こそロービジョンケア

ロービジョンケアとは……………………………………………………田淵　昭雄　　1

ロービジョンケアでは日常の眼科診療において疾患の特徴を考慮した視覚障碍による生活上の支障やニーズを聞き取り，医療，教育，心理，福祉・行政等の総合的な対応を行う．

我が国における視覚障害リハビリテーションの歴史的変遷……安藤　伸朗　　5

今後は AI が大いに活躍することが予想される．治療もできる，悩みとも向き合える，そんな医師を多くの眼科医が目指してほしい．

視覚障害者の実態とバリアフリー……………………………………髙橋　広　　12

視覚障害者には文字・移動・コミュニケーション・心のバリアの4つがある．これらのバリアフリーを実現するため，見えることができる，見ようとする心のケアから始める．

II．職種ごとのロービジョンケア

眼科医とロービジョンケア………………………………………………井上　賢治　　21

眼科医は患者の視機能を把握し，患者のニーズに応じてロービジョンケアを開始する．眼科以外のロービジョンケアは専門的な福祉施設に紹介する．

ドイツ・エッシェンバッハはルーペの世界的リーディングカンパニーとして数多くのロービジョン製品を開発しています

ルーペの種類の豊富さは世界随一。
様々な症例に対応できると
日本国内でも多くの眼科医、
視能訓練士に支持されています。

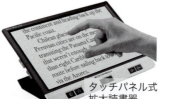
タッチパネル式
拡大読書器

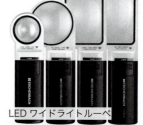
LED ワイドライトルーペ

ESCHENBACH　株式会社エッシェンバッハ光学ジャパン
eschenbach-optik.co.jp　〒101-0048 東京都千代田区神田司町2-15-4
TEL03-3293-8570　FAX03-3293-8276

Monthly Book OCULISTA

編集主幹／村上 晶 高橋 浩

CONTENTS

No.77 / 2019.8 ◆目次

ロービジョンケアにおける視能訓練士の役割……………………石井 雅子 27

視機能の評価からロービジョンケアの導入を見逃さず，対象者の QOL 改善のためのプライマリーなロービジョンケアを推進すること．ロービジョンケアのチーム構成として他職種との協働でより良いケアを目指すこと．

ロービジョンケアにおける看護師の役割……………………………大音 清香 31

ロービジョンケアとしての看護師の役割は明瞭ではない．しかし，ロービジョン者が抱える不安や焦り，喪失感に陥る時期では，チーム医療として職種間の狭間の連携とケアが重要である．

Ⅲ．疾患ごとのロービジョンケア

網膜色素変性患者のロービジョンケア………………………………石子 智士 34

網膜色素変性では，疾病の進行に伴って変化する多彩なニーズに対応したロービジョンケアが望まれる．さらに，眼科的ケアのみならず，心理的ケアも重要である．

緑内障患者のロービジョンケア………………………………………川瀬 和秀 38

緑内障は自覚症状に乏しく，障害の進行も遅いためロービジョンケアは難しい．主なロービジョンケアは読字，書字，羞明，歩行で視野障害の部位と程度によりニーズが変わる．

糖尿病網膜症患者のロービジョンケア………………………………鶴岡三惠子 42

糖尿病網膜は適切な治療を受けないと失明に至る．内科・眼科の連携が重要で糖尿病眼手帳の利用が望ましい．自己管理が難しい患者には介護保険制度の利用を検討する．

Ⅳ．ロービジョンケアを始めよう，広めよう

視覚障害者に対しての援助（支援）方法総論…………………………山田 信也 46

視覚障害の支援は，自立訓練（機能訓練）施設で，特に安全かつ効率的な単独歩行，仕事における ICT の柔軟な対応などを押さえて，地域におけるさまざまな資源の活用が望まれる．

前付 7

地域や病院でのロービジョンケア……………………………斉之平真弓　53

地域や病院でロービジョンケアを始めるための，3つのポイント（ロービジョンケアの手順・ネットワークの構築・知識のアップデート）を解説する．

スマートサイト……………………………………………………平塚　義宗　60

スマートサイトはロービジョン患者が悩みに応じた適切な指導や訓練を受けられる相談先情報が記載されたリーフレットである．現在，都道府県単位での整備が進んでいる．

補助具の選択と便利グッズ………………………………………山田　敏夫　64

補助具の選択には，ロービジョン者（児）の日常生活の不自由さ，不便さを把握することから始まる．それを改善するための工夫を一緒に考えることが，適切な補助具の選択に繋がる．

ICT 機器のロービジョンケアへの活用…………………………三宅　琢　72

ロービジョンケアの一つの手段として，ICT 機器の種類別の具体的な活用方法を知り，視覚障害者の情報障害と移動障害を予防する．

視覚に関連した生活の質（QOL）の評価………………………鈴鴨よしみ　74

ロービジョンケアのアウトカム評価として，標準化された尺度を用いて患者の生活の視点を評価する視機能関連 QOL を測定することは，患者中心医療の実現の一助となる．

Ⅴ．福祉制度を知ろう
さまざまな診断書………………………………………………加藤　聡　78

診断書として指定医しか発行できないものとそうでないものがあり，いずれにせよ，ロービジョンケアの第一歩となることが多く，その知識は重要である．

CONTENTS

身体障害者診断書・意見書の書き方⋯⋯⋯⋯⋯⋯⋯永井　春彦　　*81*

2018年7月に改正施行された新しい視覚障害認定基準の主な改正点とともに，診断書・意見書の書き方の要点をまとめた．

身体障害者手帳の活用⋯⋯⋯⋯⋯⋯⋯⋯⋯⋯⋯⋯藤田　京子　　*85*

身体障害者手帳取得で受けることができるメリットは大きい．患者によっては情報を得ることが難しい場合もあるのでロービジョンケア外来などでの情報提供が必要である．

諸外国での身体障害者制度⋯⋯⋯⋯⋯⋯⋯⋯⋯⋯加茂　純子　　*90*

国際基準である Functional Vision Score（FVS），実際に訪問できた英国の制度，オランダの制度について述べる．

VI. 視覚障害者のための医療以外の力

ロービジョン機器取り扱い会社，視覚障害者に紹介できる
施設と患者団体⋯⋯⋯⋯⋯⋯⋯⋯⋯⋯⋯⋯⋯⋯吉田　　治　　*93*

ロービジョンケアに関連する機器を取り扱うメーカー，販売会社をさまざまな分野からピックアップし，視覚障害者にとって有益な情報を提供できる組織を紹介した．

巻末資料　身体障害者手帳・視覚障害認定に関係する法令および通知（抜粋）　　*98*

身体障害者手帳や障害認定を規定する法令および通知のうち，視覚障害に直接関係する部分のみを抜粋し，制度全般に関する総括的事項，視力障害の認定に関する事項，視野障害の認定に関する事項ごとにまとめて配列した．

- Key words index⋯⋯⋯⋯⋯⋯⋯⋯前付 *2*
- Writers File⋯⋯⋯⋯⋯⋯⋯⋯⋯⋯前付 *4*
- FAX 専用注文書⋯⋯⋯⋯⋯⋯⋯⋯*107*
- バックナンバー 一覧⋯⋯⋯⋯⋯⋯*109*
- MB OCULISTA 次号予告⋯⋯⋯⋯*110*

「OCULISTA」とはイタリア語で眼科医を意味します．

読めばわかる！
臨床不眠治療
― 睡眠専門医が伝授する不眠の知識 ―

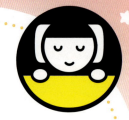

著 中山明峰　名古屋市立大学睡眠医療センター長

2019年6月発行　B5判　96頁　　定価（本体価格 3,000円＋税）

睡眠専門医の中山明峰先生による、不眠治療のノウハウがこの1冊に！

2018年度診療報酬改定に伴って、睡眠薬処方に大きな変化が生まれた今、知っておくべき不眠治療の知識が凝縮されています。
不眠治療に関わるすべての医師に必要な不眠の知識を、中山信一氏のイラストとともにわかりやすく解説！

新刊

CONTENTS

1. はじめに
2. 睡眠の基礎知識
3. 不眠症（不眠障害）とは
4. 睡眠薬の過去〜現在
5. ベンゾジアゼピン製剤の問題点と離脱
6. ガイドラインが意図するところ
7. 睡眠薬の現在〜未来
8. 症例提示
9. 巻末付録

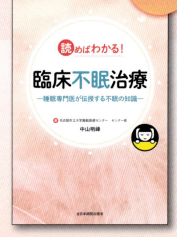

全日本病院出版会
〒113-0033　東京都文京区本郷3-16-4　Tel:03-5689-5989
www.zenniti.com　　　　　　　　　　　　Fax:03-5689-8030

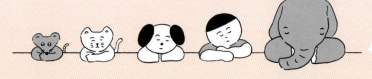

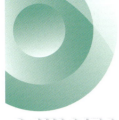

特集/ロービジョンケア update

I. 今こそロービジョンケア
ロービジョンケアとは

田淵昭雄*

Key Words : ロービジョンケア(low vision care), 日本ロービジョン学会(Japanese society for low vision research and rehabilitation), 視覚障害者用補装具適合判定医師研修会(医師研)(judgement and application of prosthetic devices course for ophthalmologists), 視能訓練士のための LV 講習会(low-vision lecture for certified orthoptist), スマートサイト(SmartSight™), 学際的ロービジョン研究(interdisciplinary low-vision study)

Abstract : ロービジョンケア(以下, LVC)とは眼科診療において, 視覚障碍による生活上の支障やニーズを聞き取り, 医療, 教育, 心理, 福祉・行政などからの総合的な支援を行うことである. 近年のめざましい医学・医療の発展, 高齢化社会の到来とともに LV 者に対する全人格的な対応の重要性の認識が高まり, 特に, 2000 年以降に眼科医療においても LVC の関心が高くなっている. LV 原因疾患の変化と LV 者の数を推定し, 新しい医療の適用, LVC 導入強化に努力したい. そして, LV クリニックを開設するには, ①自己のレベルに合う LVC の施行, ②レベルに合うスペースと補助具一式を揃える, ③時間をかけたニーズや視機能に関する問診, ④LVC の長期計画とその成果確認を行う, ことである. LVC の実践・普及には, 地域での LVC を行うためにはスマートサイトを推進したい. 研究では LVC に関係する眼科医療, 福祉行政, 教育, 心理および他の職種がエビデンスのある学際的研究を行う必要がある.

はじめに

最近, 眼科医療のなかで「ロービジョンケア(以下, LVC)」を耳にすることが多くなっている. 私が医師になった 1968 年頃にはその語句さえも聞かなかったし, 医療と福祉が一体となって LVC を施行しているところは全国でもわずかであった. むしろ, 「視覚障碍者(LV 者)の医療は眼科医が, LVC は福祉」という両者の連携がない状態であった. しかし, 近年のめざましい医学・医療の発展, 高齢化社会の到来とともに LV 者に対する全人格的な対応の重要性の認識が高まり, 早期の医療と福祉の連携の必要性が叫ばれている.

さて, LV とは「成長・発達あるいは日常生活および社会生活に何らかの支障をきたす視機能または視覚」[1]である. したがって, LVC[2]とは日常の眼科診療において, 疾患の特徴(予後も含め)を考慮した視覚障碍による生活上の支障やニーズを聞き取り, 医療, 教育, 心理, 福祉・行政などからの総合的な対応を行うことである.

LVC に関与する眼科医療従事者の増加

2000 年に日本 LV 学会が設立されて以来, 眼科医療における LVC への関心は急速に高くなってきており, その拠点の 1 つである大学病院での LV クリニックの開設率も上昇(2019 年 1 月現在, 58.6%, 筆者らの調査による. 未発表)している. 一方, 1991 年から始まった厚労省主催の視覚障害者用補装具適合判定医師研修会(以下, 医師研)の

---

* Akio TABUCHI, 〒701-0193 倉敷市松島 288 川崎医療福祉大学感覚矯正学科, 客員教授/川崎医科大学, 名誉教授

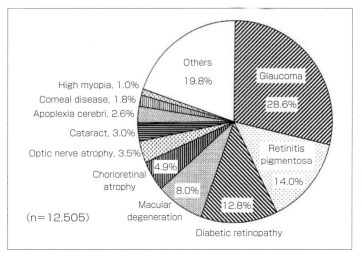

図 1.
2015年新規身体障害者手帳登録者
(12,505人)の原因疾患
(文献4より転載)

受講者は2007年の要項の改変(5日間から3日間に短縮)後から急増し,2018年末には少なくとも500名以上に達している.この変化の理由は研修会の期間が短縮されたこと以外に,近年の高齢LV者の増加が大きな要因であるが,さらに2012年4月に制定された「ロービジョン検査判断料」[3]という診療報酬化とその施設基準(医師研受講者が常勤である)によることも大きい.

また,LVCの実践において視能訓練士(certified orthoptist:以下,CO)の働きが極めて大きい.幸い,CO養成校において,2014年からLV学が教育科目として導入されており,それ以降の若いCOはLVCについて学び,常にある程度のレベルの実践に入れる状況にある.

日本におけるLVCの環境

1. LVの原因疾患

日本におけるLVの原因は毎年の新規身体障害者手帳(以下,手帳)から推定されている.2018年,Morizaneら[4]によると手帳を交付する全国各地域の福祉課(141施設)のうち135施設(96.5%)での2015年度の新規登録者12,505人の調査報告をした.その結果,原因疾患上位5疾患は第1位が緑内障(28.6%),第2位が網膜色素変性(14.0%),第3位が糖尿病網膜症(12.8%),第4位が黄斑変性(8.0%),第5位が網脈絡膜萎縮(4.9%)であった(図1).

小児については2015年の15歳未満の視覚特別支援学校児童生徒1,427人の場合では第1位が先天素因(58.0%),第2位が未熟児網膜症(25.2%),第3位が腫瘍(7.6%),第4位が不明(3.0%),第5位が全身病(2.8%),そして第6位が外傷(2.1%)であった[5].

2. LV者の数

LV者数も手帳交付者から推計されるが,2018年度はLV者が307,000人,LV児が5,000人であった.過去からの経年的な変遷を見ると,例年「対人口発生率が0.24%」で推移しているのは興味深い.近未来もこの発生率を用いてLV者数を推定できる[6](表1).

しかし,2007年日本眼科医会が視力0.5未満をLV者として調査したものでは,男性の有病率は(対人口)1.37%(有病者数:850,056人),女性の有病率は1.20%(有病者:786,789人)で,総有病率は1.28%(有病者:1,636,845人)という衝撃的な数が報告された[7].

手帳保持者の数とは大きな差があるが,手帳を保持しないあるいは予備軍のLV者がそれだけ多いことを示している.我々は後者を考慮し,積極的かつ新しい医療の適用,さらにLVC導入強化に努力する必要がある.

LVCの開始,実践および普及,研究

1. LVクリニックの開設

LVクリニックを実践している医師やCOから参考事項を聞くのは無駄が少ない.また,参考図書[8)9)]を読んで本人の意向に合うクリニックを開設する.要点は,①どのレベルのLVCができる

表 1. 日本における視覚障害者（児）の現状（文献6より）

年 度	視覚障害者 （人）	視覚障害児 （人）	対人口発生率 （%）
1970（昭 45）	250,000	7,000	0.24
1987（昭 62）	307,000	5,800	0.25
1991（平 3）	353,000	3,900	0.28
1996（平 8）	305,000	5,600	0.24
2001（平 13）	301,000	4,800	0.24
2006（平 18）	310,000	4,800	0.24
2013（平 25）	311,000	4,900	0.24
2018（平 30）	307,000	5,000	0.24

LV 者（身体障害者手帳保持者）＝人口×0.24

かを眼科医，CO，その他のスタッフで決める，②レベルに合うスペースと補助具一式を揃える，③時間をかけてニーズや視機能に関する問診を行う，④LVC を始めてからの長期計画とその成果確認を行う，ことである.

2．LVC の実践と普及

a）他施設との連携

地域での少なくとも福祉および教育（視覚支援学校）施設との連携が取れる体制が必要である．LV 者にとって地元で総合的な LVC を受けるのが理想的である．特に就学前の児童では医療側と教育現場および保護者との三者面談が重要である．就労については地域の福祉施設，視覚障碍者支援団体に相談し，新たな訓練が必要な場合は職業訓練を受けることができる．認定 NPO 法人「タートル」[10]は全国的に誰にでも中途視覚障碍者の就労に適切なアドバイスをしている．LVC が施行できる施設への紹介はスマートサイトの他，日本 LV 学会や日本眼科医会などに登録された LVC 施設を検索するとよい.

b）スマートサイト

2007 年，永井春彦（札幌市）[11]がアメリカ眼科学会の LVC に関する情報提供システムを日本に紹介したもので，以来，全国各地で日本版スマートサイトとして導入されている．このスマートサイトでは第 1 段階として眼科診療所で LV 者に近隣の LV 支援施設（眼科診療所も含む）を紹介する．第 2 段階として眼科診療所で視覚的補助具やその他の補助具の選択・訓練などを行う．第 3 段階では眼科的支援と LV 支援施設との連携を保ちなが

ら社会参加を目指す．すべての眼科医は少なくともこの第 1 段階の務めを果たしたい.

c）医師研および日本ロービジョン学会研修委員会による「CO のための LV 講習会」

医師研では LVC の基礎的講義と実習が 3 日間で組まれている．最近は年 2 回開催され，受講者には厚労省から修了証が授与される．「CO のための LV 講習会」は 2016 年から年 1 回（4 回目は CO 名称は省略），上記「医師研」に匹敵する内容の講習会が施行された．しかし，2020 年以降は日本視能訓練士協会が主催する CO 対象の LV 講習会となる.

3．LVC の研究

LVC に関係する眼科医療，福祉行政，教育，心理および他の職種が，それぞれエビデンスのある学際的研究をするもので，日本 LV 学会誌にその成果が掲載されている.

文 献

1) 守本典子，大月 洋：「ロービジョン」の定義確立に向けての提言．日本ロービジョン学会誌，**1**：25-30，2001.
2) 田淵昭雄，菊入 昭（監修・執筆）：ロービジョンの総合的リハビリテーション―理論と実践―，自由企画，2010.
3) 厚生労働省官報（2012/03）：D270-2 ロービジョン検査判断料，ロービジョン検査判断料に関する施設基準.
4) Morizane Y, Morimoto N, Fujiwara A, et al：Incidence and causes of visual impairment in Japan：the first nation-wide complete enumeration survey of newly certified visually impaired individuals. Jap J Opthalmol, **63**(1)：26-30, 2019.
Summary 岡山大学大学院医歯薬学総合研究科（白神史雄教授，森實祐基准教授）と山形大学大学院医学系研究科（山下英俊教授）の研究グループ（厚生労働省，難治性疾患等政策研究事業，網膜脈絡膜・視神経萎縮症に関する調査研究班）が，全都道府県を対象に視覚障害の実態調査（2015 年度）を行った結果，身体障害（視覚障害）の 2015 年の新規登録者は 12,505 人で，日本における視覚障害の原因疾患の第 1 位は緑内障（28.6%），第 2 位は網膜色素変性（14.0%），第 3 位は糖尿病網膜

症（12.8%）であることが改めて明らかになった．本論文の優れた点は，過去の視覚障害の全国調査はいずれも標本調査であった（すなわち，全国事務所のうち，7事務所からデータを集め，その結果を全国調査の結果としてきた）のに対し，今回の調査では全ての福祉事務所（141施設）を対象にデータを集めたもので，このような全数調査は本邦初の試みであり，従来の調査結果よりも精度の高い調査結果を得たことになり，さらに世界における日本の状況を正しく伝え得るものである．

5) 柿澤敏文：全国視覚特別支援学校及び小・中学校弱視学級児童生徒の視覚障害原因等に関する調査研究—2015年度調査—，筑波大学人間系障害科学域発行，2016.

6) 厚生労働統計協会：障害児・障害者の状況：国民衛生の動向vol. 61（9）2024/2015，vol. 65（9）2018/2019.

7) 日本眼科医会研究班報告2006-2008：年齢・性別・重症度の有病率，日本における視覚障害の社会的コストより．日本の眼科，**30**（6），7-9，2009.

8) 佐渡一成，仲泊　聡（編）：これから始めるロービジョン外来　ポイントアドバイス．MB OCULI，**15**：2014.

9) 新井三樹，吉田雅子ほか：ロービジョン専門ではないクリニックで，ロービジョンケアを始めるにあたって．あたらしいロービジョンケア（山本修一，加藤　聡，新井三樹　編），メジカルビュー社，pp. 88-113，2018.

10) 認定NPO法人タートル：URL：http://www.turtle.gr.jp

11) 永井春彦：北米のロービジョンケア事情．眼科プラクティス14 ロービジョンケアガイド，pp. 202-205，文光堂，2007.

特集/ロービジョンケア update

I. 今こそロービジョンケア

我が国における視覚障害リハビリテーションの歴史的変遷

安藤伸朗*

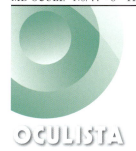

Key Words : 視覚リハビリテーション(vision rehabilitation), ロービジョンケア(low vision care), 見え方の質(quality of vision : QOV), 情報時代(information age), 人工知能(artificial intelligence : AI)

Abstract : 我が国の視覚障害リハビリテーション(視覚リハ)は,平安時代から始まり,1200 年にも及ぶ長い歴史を持つ.当初は視覚障害を持つ方々を保護する施策が主体であった.次第に自立する機運が高まり,今では人権を尊重する時代と変わってきた.1960 年頃より眼科医も積極的に関わってきた.令和の時代を迎え,今後は AI(人工知能)が大いに活躍することが予想されている.AI ではできない医師としての役割を考える時,患者の話を聞き悩みに向き合うことが求められてきているのではないだろうか? 治療もできる.悩みとも向き合える.そんな医師を多くの眼科医が目指してほしい.

はじめに

日頃,自分の仕事のことばかりに集中していると,世の中の動きがわからなくなってくる.歴史を振り返ることは,現在の状況を知るうえで大変重要である.人類は 16 世紀に印刷技術の普及による情報革命を経験し,18~19 世紀に産業革命による工業化と都市化を経験した.21 世紀の現在は,インターネットと IT による情報革命と産業革命を併せて経験しつつある.

我が国の視覚障害リハビリテーション(視覚リハ)は,平安時代から始まったとされ,1200 年にも及ぶ長い歴史を持つ.当初は視覚障害を持つ方々を保護する施策が主体であった.次第に自立する機運が高まり,今では人権を尊重する時代へと変わってきた.

一方で眼科領域では,ここ数十年で診断治療学が発達し,何とか失明を防ぐことができるようになり,今は quality of vision(QOV)見え方の質を求める時代になってきた.さらには人工知能(artificial intelligence : AI)が診療に取り入れられようとしている.

本稿では,まず我が国の 1200 年にもわたる歴史を,明治維新・第二次世界大戦・平成時代を分岐点として 4 期間に分けた.すなわち,1)明治以前,2)明治から昭和の前半(第二次世界大戦まで),3)(第二次世界大戦後から)昭和の後半,4)平成時代である.この間の眼科医療および医学界の進歩,視覚リハの進化,社会の動き,とりわけ障害者を取り巻く環境にも目を向けて筆を進めたい.

明治以前(平安から江戸時代まで)(表 1)

平安時代,仁明天皇の子である人康(さねやす)親王が盲目となったため,盲人を集め琵琶,管弦,詩歌を教育した.そして仕えていたものに官位を与えた.このことが平安時代から江戸時代にかけて存在した男性盲人の自治的互助組織(特殊コミュニティ)である当道座の起源とされている.

その後,鎌倉時代には『平家物語』が流行し,盲人が演奏した(平家座頭).室町時代には,検校 明

---

* Noburo ANDO, 〒940-8621 長岡市旭岡 1-24 立川綜合病院眼科,主任医長

表 1. 明治維新前（平安～江戸時代）
当道座が中心

西暦	和暦	眼科	視覚関連	医療	国内外
794 年	平安時代				平安京に遷都
830 年頃	平安時代		当道座の始まり(仁明天皇)		
962 年					(ローマ帝国)神聖ローマ帝国
1167 年	平安時代				平清盛が太政大臣になる
1274 年	鎌倉時代				元寇の襲来
1336 年	南北朝時代				南北朝の動乱
1357 年	南北朝時代	馬嶋清眼・明眼院(日本最古の眼科)			
1392 年	室町時代				南北朝が統一
1450 年					(ドイツ)活版印刷技術
1603 年	江戸時代				徳川家康が征夷大将軍
17 世紀					(ヨーロッパ)産業革命
1774 年	江戸時代				解体新書(杉田玄白ら)
1775 年					(米国)アメリカ独立革命
1789 年					(フランス)フランス革命
1804 年	江戸時代				華岡青洲　全身麻酔
1851 年					(ドイツ)Helmholtz 検眼鏡
1853 年	江戸時代				黒船来航(ペリー)
1857 年					(ドイツ)Graefe 虹彩切除
1867 年	江戸時代				大政奉還

石覚一が『平家物語』の覚一本を作成し，室町幕府から庇護を受けた．江戸時代，当道座は江戸幕府から公認され，寺社奉行の管理下にあった．官位は，最高位の検校から順に，別当，勾当，座頭に区分された．

明治から昭和の前半（第二次世界大戦まで）（表2）

明治維新から富国強兵や文明開化で急激に近代国家へ変貌した．日清戦争・日露戦争で勝利し，日本の国際的地位が欧米列国と同列となった．政治経済をはじめあらゆる分野での改革が断行された．

1871 年(明治 4 年)，当道座が廃止され，盲学校が視覚リハの中心的な役割を担った．1878 年(明治 11 年)京都盲唖院，1880 年(明治 13 年)東京に楽善会訓盲唖院，1891 年(明治 24)新潟県高田市(現在の上越市)に私立高田訓矇学校が開校した．

盲学校では，普通科教育と職業教育が行われた．

盲学校の他にも，1890 年(明治 23 年)6 点式点字の開発(石川倉次)，1940 年(昭和 15 年)日本盲人図書館創立(本間一夫)等の開発・導入がなされた．このように視覚リハには，多くの分野の方々が取り組んでいる．

医学教育では大学が組織され，1889 年(明治 22 年)6 月に 31 歳の河本重次郎が帝国大学眼科教授に着任した．河本は，8 年後の 1897 年(明治 30 年)に第 1 回日本眼科学会を主催し，日本の眼科学の礎を築いた．

昭和に入るとすぐに世界恐慌が始まった．満州事変が起こり軍部主導の政治となり太平洋戦争へと突入していく．この時期に特筆すべきは，小柳美三(こやなぎ　よしぞう)初代東北帝国大学眼科教授の功績である．もとより小柳教授は，Vogt-小柳型ぶどう膜炎で有名である．1929 年(昭和 4

表 2. 明治以降　第二次世界大戦まで
盲学校が視覚リハの中心．小柳美三・初代東北帝国大学眼科教授が弱視学級設立に尽力

西暦	和暦	眼科	視覚関連	医療	国内外
1868 年	明治元年				明治政府の発足
1871 年	明治 4 年		当道座 解体・消失		
1878 年	明治 11 年		京都盲亜院(古河太四郎)		
1889 年	明治 22 年	河本重次郎(帝国大眼科)			
1890 年	明治 23 年		6 点式点字(石川倉次)		
1894 年	明治 27 年				日清戦争
1897 年	明治 30 年	日本眼科学会(河本重次郎)			
1904 年	明治 37 年				日露戦争
1906 年	明治 39 年		廃兵院法		
1914 年					(ヨーロッパ)第一次世界大戦
1920 年		(ドイツ)Gonin 網膜裂孔閉鎖			
1923 年	大正 12 年				関東大震災
1929 年					(世界)世界大恐慌
1931 年	昭和 6 年				満州事変
1933 年	昭和 8 年		弱視学級・南山尋常小学校		
1938 年	昭和 13 年		失明軍人寮 本邦初の盲導犬		
1940 年	昭和 15 年		日本盲人図書館(本間一夫)		
1941 年	昭和 16 年				太平洋戦争
1945 年	昭和 20 年				日本無条件降伏

年)，小柳教授が日本学校衛生誌に「弱視教育における特殊教育の必要」を発表し，低視力児の特殊教育の必要性を訴えた．それが功を奏して，1933年(昭和 8 年)南山尋常小学校(東京麻布)に全国初の弱視学級が開設した．こうしたことから日本眼科学会百周年記念誌に，創生期のロービジョンケアの先駆者として紹介されている[1]．

(第二次世界大戦から)昭和の後半(表3)

1945 年，日本が無条件降伏し第二次世界大戦が終結した．第二次世界大戦後の世界は，アメリカを中心とする資本主義世界とソ連を軸とする社会主義世界に分かれた(東西冷戦)．日本はアメリカ GHQ による占領と朝鮮戦争 1950 年(昭和 25 年)による特需景気を経て，資本主義国として発展した．1964 年(昭和 39 年)には東京オリンピックを成功させるまでに復興を果たした．

戦争は戦勝国にも敗戦国にも大きく影響を及ぼす．世界大戦により大量の障害者が派生する．戦勝国では，軍隊は残り，治療・リハビリを国策で行うことにより，外傷治療学やリハビリテーション学が発展した．一方，敗戦国の我が国では，軍隊は解散，傷痍軍人が街に溢れた．障害者の援護を目的に，1949 年(昭和 24 年)身体障害者福祉法が成立した．1954 年(昭和 29 年)世界盲人福祉協議会(World Council for the Welfare of the Blind：WCWB)では「ゆりかごから墓場まで」と謳われ，弱者の保護政策が強調された．

患者自身そしてサポートする人々が立ち上がり組織を結成した．1949 年(昭和 24 年)日本盲人会連合(岩橋武夫)，1961 年(昭和 36 年)京都ライトハウス(鳥居篤治郎)などが組織された．

この時期から眼科医が主役となって視覚リハで活躍し始めた．1962 年(昭和 37 年)岡山労災病院眼科に我が国で最初のメディカル・リハビリテーションが開設された(筒井 純)．次いで1964年(昭和39年)順天堂大学眼科が，ロービジョン外来(眼科臨床更生相談所)を開設した．中島 章教授の指導の下，紺山和一と赤松恒彦が担当した[2]．

1965 年(昭和 40 年)に東京大学眼科出身の原田

表 3. 第二次世界大戦後(昭和後半)
視覚リハで眼科医が活躍し始めた. 順天堂大学眼科, 我が国初のロービジョン外来

西暦	和暦	眼科	視覚関連	医療	国内外
1948 年	昭和 23 年		東京と塩原に光明寮(国立リハセンターの前身)		
1949 年	昭和 24 年	IOL 挿入 (Ridley Lens)	日本盲人会連合(岩橋武夫)		
		盛岡事件(角膜移植)			
1950 年	昭和 25 年		身体障害者福祉法施行		朝鮮戦争
1951 年	昭和 26 年	強膜内陥術(綱膜剝離)			
1954 年	昭和 29 年		世界盲人福祉協議会(WCWB)		
1955 年	昭和 30 年	硝子体切除(百々次夫)			
		オープンスカイ(本邦初)			
1956 年		(ドイツ)キセノン光凝固			
1961 年	昭和 36 年	蛍光眼底撮影	京都ライトハウス(鳥居篤治郎)		
1962 年	昭和 37 年		岡山労災病院(メディカル・リハビリ外来)		
1964 年	昭和 39 年		順天堂大学(眼科臨床更生相談所)		東京オリンピック
			盲人の人間宣言(世界盲人福祉協議会)		
1965 年	昭和 40 年		東北大学教育学部視覚欠陥学教室(原田政美)		
			日本ライトハウス(岩橋武夫)		
1967 年	昭和 42 年	超音波白内障手術			
1968 年	昭和 43 年		東京都心身障害者福祉センター(原田政美)		
1970 年	昭和 45 年	アルゴンレーザー光凝固	心身障害者対策基本法		
			歩行訓練指導員講習会(日本ライトハウス)		
1971 年	昭和 46 年	硝子体手術 Machemer	視能訓練士法施行		
1975 年	昭和 50 年		障害者の権利宣言(国際連合)		
1976 年	昭和 51 年	硝子体手術(松井瑞夫)			
1983 年	昭和 58 年	エキシマレーザー	国立身体障害者リハセンター		
			第三機能回復訓練部		
1987 年	昭和 62 年			利根川進ノーベル賞	

政美が東北大学教育学部視覚欠陥学教室の初代教授に就任し, 視覚支援について本格的に研究を推進した. これは本格的なロービジョンケア学の始まりであった[3]. 臨床的なロービジョン外来と視覚リハを学術的に発展させようという2つのグループがほぼ同時期に興ったことは興味深い.

1983 年(昭和58年)国策として国立身体障害者リハビリテーションセンター病院が設立した. 本センターは, 障害のある人々への医療・福祉サービスの提供, 新しい技術や機器の開発, 国の政策に資する研究, 専門職の人材育成, 障害に関する国際協力などを実施する国の組織である. 視覚障害を担当した歴代部長は, 簗島謙次(1989年〜), 仲泊 聡(2008年〜), 清水朋美(2016年〜)である.

一方, 世界に目を向けると, 1964年(昭和39年)WCWB で「盲人の人間宣言」が示された. 曰く, 「盲人を援護し庇護することは, 盲人のためにかもしれないが, 盲人の人権を無視したもの」. 視覚障害者の権利を尊重し, 自立を目指す潮流が起こってきた.

平成時代(表4)

平成が始まった年にベルリンの壁が崩壊し, 冷戦後の世界に突入した. 経済的には, 昭和の終わ

表 4. 平成時代
日本ロービジョン学会が設立. トップサージャン, 科学者が視覚リハに参画

西暦	和暦	眼科	視覚関連	医療	国内外
1989 年	平成元年	フォールダブル IOL 小切開白	内障手術		消費税開始(3%) バブル最盛期 ベルリン壁崩壊 東西冷戦終結
1991 年	平成 3 年	光干渉断層計 OCT	視覚障害者用補装具適合判定医師研修会		
1992 年	平成 4 年	眼内レンズ手術認可	視覚障害リハビリ協会(山梨正雄)		
1993 年	平成 5 年		障害者基本法		J リーグ開幕(ドーハの悲劇) 細川連立内閣(55 年体制終わる) 携帯電話・商用インターネット
1994 年	平成 6 年	日本網膜色素変性症協会(小野塚有可)			
1995 年	平成 7 年			体細胞クローン子羊ドリー	阪神淡路大震災 Windows95(日本版)発売
1997 年	平成 9 年				消費税(5%) バブル崩壊
1999 年	平成 11 年	抗緑内障点眼ラタノプロスト			
2000 年	平成 12 年	多治見スタディー レーシック認可	日本ロービジョン学会(田淵昭雄)		
2001 年	平成 13 年			慢性骨髄性白血病イマチニブ著効	米国同時多発テロ
2002 年	平成 14 年	小切開硝子体手術		電子カルテ導入	サッカー W 杯日韓共同
2003 年	平成 15 年	PDT 治療		ヒトゲノムプロジェクト	
2004 年	平成 16 年		障害者基本法改正		拡大 EU の誕生
2006 年	平成 18 年	角膜内皮移植	障害者の権利に関する条約 障害者自立支援法		
2007 年	平成 19 年	ベーチェット病治療インフリキシマブ(レミケード)		山中伸弥, iPS 細胞作製	
2008 年	平成 20 年	多焦点 IOL が先進医療 抗 VEGF 加齢黄斑変性 パターンスキャンレーザー	感覚器医学ロードマップ(田野保雄/樋田哲夫)		リーマンショック アイフォン日本発売
2010 年	平成 22 年	ドライアイ治療ジクアス(ジクアホソルナトリウム) 緑内障複合点眼薬(コソプト・アゾルガ・ザラカム) 眼内コンタクトレンズ(ICL)			
2011 年	平成 23 年		障害者基本法改正		東日本大震災
2012 年	平成 24 年	低侵襲緑内障手術 MIGS OCT アンギオ 超広角眼底カメラ 抗緑内障点眼プリモニジン(アイファガン)	ロービジョン検査判断料	山中伸弥ノーベル賞	

表 4. つづき

西暦	和暦	眼科	視覚関連	医療	国内外
2013 年 2014 年	平成 25 年 平成 26 年	シクロスポリン(ネオーラル) 非感染性ブドウ膜炎治療 抗 VEGF 網膜静脈閉塞症 理研 iPS 細胞臨床適用 羊膜移植 緑内障治療 Rock 阻害剤(グラナテック) 抗 VEGF 適応拡大(糖尿病黄斑浮腫・病的近視) ナビゲーション機能搭載光凝固	障害者総合支援法施行 障害者の権利に関する条約	オプジーボ臨床応用	消費税が 8%
2015 年	平成 27 年	ボツリヌス毒素で斜視治療		大村 智ノーベル賞	
2016 年	平成 28 年	アダリムナブ(ヒュミラ)	障害者差別解消法(合理的配慮)	大隅良典ノーベル賞	熊本地震
2017 年	平成 29 年	非感染性ブドウ膜炎治療 神戸アイセンター(高橋政代)	NEXT VISION		
2018 年 2019 年	平成 30 年 平成 31 年(改元)			本庶 佑ノーベル賞	

りに世界屈指の豊かな国となった日本は，平成になりバブル景気がはじけると，数多くの企業が倒産，欧米系外資に買収された．国内的には少子高齢化問題などが浮上してきた．平成時代は新しい情報時代の始まりであった．携帯電話が普及し，パソコンでメールやインターネットを日常的に使うようになった．

昭和から平成にかけて中途失明の原因疾患が大きく変貌した．1988 年(昭和 63 年)は 1 位 糖尿病網膜症，2 位 白内障，3 位 緑内障だったが，2018 年(平成 30 年)には 1 位 緑内障，2 位 網膜色素変性，3 位 糖尿病網膜症と様変わりした[4]．

1992 年(平成 4 年)視覚障害リハビリテーション協会(山梨正雄)，1994 年(平成 6 年)日本網膜色素変性症協会(小野塚有可)など，平成になると次々に，障害を持つ当事者そして支援する方々が組織を創設した．

眼科医療に関しては，昭和が失明を防ぐ医療を提供したのに対し，平成では quality of vision (QOV)見え方の質を求める時代になってきた．平成が始まった年にフォールダブル眼内レンズが認可され，小切開白内障手術時代が幕を開けた．乱視を矯正するトーリック IOL や，二重焦点の多

焦点 IOL など，多様な IOL が開発され，白内障手術はもはや単なる開眼手術でなく，QOV を追求できるようになった．

眼科医がロービジョンケアに関心を持つ大きなきっかけとなったのは，2000 年(平成 12 年)に日本ロービジョン学会が設立してからである．本学会は，眼科医，視能訓練士，看護師などの医療関係者以外に，教育，福祉，労働，ロービジョン関連機器に携わる企業関係者などさまざまな職種の方々が参加している学際的な学会．歴代理事長は，田淵昭雄(2000 年～)，髙橋 広(2010 年～)，加藤 聡(2013 年～)，不二門 尚(2019 年～)である．学会会員数は，845 名で，うち眼科医は 277 名(2018 年 1 月 1 日現在)である．

こうした背景もあり，日本を代表するトップサージャンや研究者が視覚リハの分野に加わってきた．日本眼科学会理事長の田野保雄(当時，大阪大学医学部眼科教授)は，日本学術会議臨床医学委員会感覚器分科会の委員長として「感覚器医学ロードマップ 感覚器障害の克服と支援を目指す今後 10 年の基本戦略(改訂第 2 版；2008 年)」を，樋田哲夫(当時，杏林大学医学部眼科教授)ら 10 人の委員とともに作成した[5]．特記すべきことに，

基本戦略4本柱として，疫学研究，眼疾患に対する新しい治療法開発・普及，視力障害者が視力回復もしくは視力の代替手段の提供とともにロービジョンケアの重要性が謳われている．「治らない病態」に対しては，人工視覚などの工学的デバイスの開発，社会的リハビリおよびサポート体制を挙げている．田野の遺志を引き継いで，不二門 尚（大阪大学教授）は，日本における人工網膜開発（大阪大学方式）を開発中である．樋田は，日本初のアイセンター（杏林アイセンター）と我が国の代表的ロービジョン外来を残した．

再生医療研究をリードする高橋政代は，常々「治療とリハビリは車の両輪」と説き，2017年（平成29年）最先端な医療を提供し，かつiPS細胞をはじめ研究施設を有し，ロービジョンケアにも力を入れるという神戸アイセンターを設立した．さらに視覚障害者の社会参加の促進を目的とする団体NEXT VISIONを組織した．失明をすぐになくすことはできないが，絶望をなくすことはできると語る．

徐々にではあるが国内外で障害を持つ方への社会制度も整ってきている．2008年（平成20年）国連総会において「障害者の権利に関する条約」が採択された．日本は2014年（平成26年）に批准書を提出した．さらに2016年（平成28年）には障害者差別解消法が施行され，我が国でも障害を持つ人たちの人権は守られることが保証された．

おわりに

令和の時代を迎え，今後はAI（人工知能）が大いに活躍することが予想されている．AIではできない医師としての役割を考える時，患者の話を聞き，悩みに向き合うことが求められてきているのではないだろうか？　治療もできる．悩みとも向き合える，そんな医師を多くの眼科医が目指してほしい．

文献

1) 原田政美：身体障害者と眼科．日本眼科学会百周年記念誌 第3巻 日本眼科の歴史，日本眼科学会，pp. 344-399，1997.
   Summary 小柳美三教授が我が国のロービジョンケアの先達であることが記載されている．

2) 高林雅子：順天堂大学眼科リハビリテーションクリニックの歴史的意義．日本医史学雑誌，**49**(1)：70-71，2003.
   Summary 順天堂大学眼科リハビリテーション外来の歴史が述べられている

3) 原田政美：東北大学教育学部視覚欠陥学教室．臨眼，**20**(8)：p. 1108，1966.
   Summary 東北大学教育学部視覚欠陥学教室の沿革と役割が記載されている

4) Morizane Y, Morimoto N, Fujiwara A, et al：Incidence and causes of visual impairment in Japan：the first nation-wide complete enumeration survey of newly certified visually impaired individuals. Jpn J Ophthalmol, **63**：26-33, 2019 doi：10.1007/s10384-018-0623-4. Epub 2018 Sep 25.
   Summary 視覚障害の原因疾患の第1位は緑内障，第2位は網膜色素変性，第3位は糖尿病網膜症であることを明らかにした．

5) 日本眼科学会ホームページ：感覚器医学ロードマップ　感覚器障害の克服と支援を目指す　今後10年の基本戦略（改訂第2版；2008年8月）
   Summary 眼科医が10年後に目指すロードマップを明らかにした．ロービジョンケアの重要性が示されている．

特集/ロービジョンケア update

I. 今こそロービジョンケア

視覚障害者の実態とバリアフリー

髙橋　広*

Key Words: 視覚障害者(visually disabled person), バリアフリー(barrier free), 心のケア(mental health care), ロービジョンケア(low vision care), ロービジョンリハビリテーション(low vision rehabilitation)

Abstract: 視覚障害者のバリアというと，主に文字のバリア，移動のバリア，コミュニケーションのバリア，そして心のバリアの4つがあり，これらは療育，就学，就労や結婚問題などが生じたときに顕著となる．したがって，実際にどのような場面で，日常生活での支障，バリアがあるかを掴むことが大切である．

そして，バリアフリーを実現するためには，見ることができる，見ようとする心を育むことから始めるべきで，決して段差をなくしたりするような物理的配慮をすることだけがバリアフリーではない．

また，視覚障害者が抱えるロービジョンケアへのアクセスバリアを取り除こうとしている最近の動向についても解説した．

はじめに

視覚障害者のバリアというと，主に文字のバリア，移動のバリア，コミュニケーションのバリア，そして心のバリアの4つがあり，これらは療育，就学，就労や結婚問題などが本人に生じたときに顕著となる．

実際にどのような場面で，日常生活での支障，バリアがあるかを掴むことが大切で，多くの質問表が現存しており[1]，私は唐木が紹介した日常生活状況の評価質問表を改変し用いている[2]（図1）．

この困難さを取り除くためには，最近のICTやAIを駆使した数々の補助具が出ているが，私はまず，見ることができる，見ようとする心を育むことが大切と考えている．ここのところが私の追求するバリアフリーの端緒であって，決して段差をなくしたりするような物理的配慮をすることだけがバリアフリーではない．

視覚障害者の生活実態

厚生労働省社会・援護局障害保健福祉部から平成28年に生活のしづらさなどに関する調査(全国在宅障害児・者等実態調査)結果が発表されたが[3]，視覚障害者の生活実態の記載はほとんどない．

財団法人共用品推進機構の「2010年度(平成22年度)視覚障害者不便さ調査報告書(平成23年8月)」では，全盲(見ることをあきらめた人)359人，弱視(目で判断しようとする人)195人の実態を調査し，以下のように報告されている[4]．

書く時に使う文字と機器に関して，図2のごとく全盲者では，点字が83.0％と最多で，画面読み上げソフト付きパソコンが61.8％，代筆が46.8％

---

* Hiroshi TAKAHASHI, 〒802-0803 北九州市小倉南区春ヶ丘10-4 北九州市立総合療育センター眼科，部長

年　月　日

質　問　表

氏名：

生年月日：　　年　月　日

病名

視力 右：　　　（　　　）
　　　左：　　　（　　　）

視野

等級　　　　職業

質問	回答
1. 室内やよく知っているところを歩く事ができますか？	1. はい　2. 時々　3. いいえ　4. その他
2. 屋外や見慣れぬところを歩く事ができますか？	1. はい　2. 時々　3. いいえ　4. その他
3. 部屋の向こう端の人の顔がわかりますか？	1. はい　2. 時々　3. いいえ　4. その他
4. 道の向こう端の人の顔がわかりますか？	1. はい　2. 時々　3. いいえ　4. その他
5. テレビを見ることができますか？	1. はい　2. 時々　3. いいえ　4. その他
6. 映画館で映画を見ることができますか？	1. はい　2. 時々　3. いいえ　4. その他
7. 新聞を読むことができますか？	1. はい　2. 時々　3. いいえ　4. その他
8. 郵便物を読むことができますか？	1. はい　2. 時々　3. いいえ　4. その他
9. 手紙を書いたり、自分の書いたものを読むことができますか？	1. はい　2. 時々　3. いいえ　4. その他
10. 料理をすることができますか？	1. はい　2. 時々　3. いいえ　4. その他
11. 縫い物ができますか？	1. はい　2. 時々　3. いいえ　4. その他
12. 色がわかりますか？	1. はい　2. 時々　3. いいえ　4. その他
13. 食べ物を買うことができますか？	1. はい　2. 時々　3. いいえ　4. その他
14. 衣類を買うことができますか？	1. はい　2. 時々　3. いいえ　4. その他
15. 薬のラベルが読めますか？	1. はい　2. 時々　3. いいえ　4. その他
16. 自分でその日に着るものを選べますか？	1. はい　2. 時々　3. いいえ　4. その他
17. 屋外でまぶしいですか？	1. はい　2. 時々　3. いいえ　4. その他
18. 室内でまぶしいですか？	1. はい　2. 時々　3. いいえ　4. その他
19. TVやコンピューターはみにくいですか？	1. はい　2. 時々　3. いいえ　4. その他

【ニーズ】

図 1.
日常生活評価質問表
（文献 2 より改変）

であった．一方，弱視者では，墨字使用が76.4％，読み上げソフトや拡大ソフト使用者もいたが，代読や点字など目を使わない方々もいた．

文字の読みについては，全盲者は他人に読んでもらっているのが30.9％，パソコン（スキャナの利用を含む）使用者が20.6％であった（図3）．弱視者ではルーペを使う人が63.6％と最も多く，目を用いていた．

また，点字を読める者は，全盲者では，苦労なく読める者が66.8％，どうにか読める者が25.0％と9割以上が点字使用であったが，弱視者では苦労なく読める者は17.8％，どうにか読める者が36.1％であったが，全く読めない者も38.7％いた．

歩行訓練，日常生活訓練も盲学校や福祉施設・団体で受け，病院などで受けた者はわずかであった（図4，5）．

ルーペなど拡大補助具の訓練は，全盲者の場合，盲学校でも2.5％とわずかで，弱視者の11.3％が盲学校，5.6％が福祉施設，4.6％が病院，12.3％が独学・知人より訓練を受け，その訓練を受けられる施設が少ないことが明らかになった（図6）．

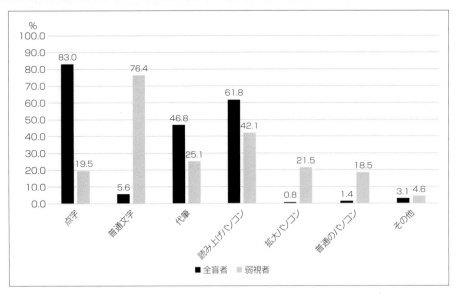

図 2.
書く時に使う文字や機器
（文献 4 より改変）

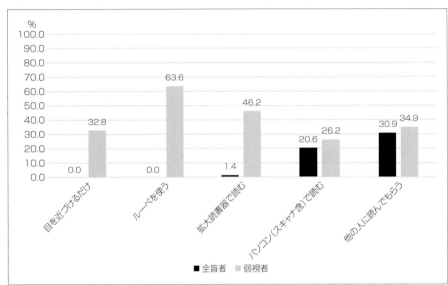

図 3.
文字を読む時の方法
（文献 4 より改変）

以上のごとく，点字を含む文字処理訓練，移動のための歩行訓練や日常生活訓練が十分でないことが明らかである．

視覚障害者のためのバリアフリー

1. バリアを取り除く第一歩は，見え方を支援者が知ること

視力や視野検査などの眼科検査結果から，どのように見えているかを推測でき，日常生活での不自由さを類推できる[5]．

つまり，文字処理能力を考えるうえで視力検査と視野検査が重要である．

視力は，遠見や近見視力以外に，本，新聞を読むためやコンピューターを操作するための中間距離での視力を測ることが必要である．また，ラ環近距離単独視標を用いた最大視認力（最良読字力）は，一番見やすい位置まで眼を近づけて，どれだけ小さいものが見えるかの検査で，教育や福祉でよく用いられている．

そして，視力が 0.1 未満に低下すると日常生活に支障が生じ，活字使用や単独歩行が困難になることを記憶しておくことが大切である．日常生活，特に文字処理に必要な視力（例えば 0.5）にするため拡大鏡や単眼鏡などの選択となるが，これらは他に譲る．

また，視野に関しては，視野狭窄，中心暗点や

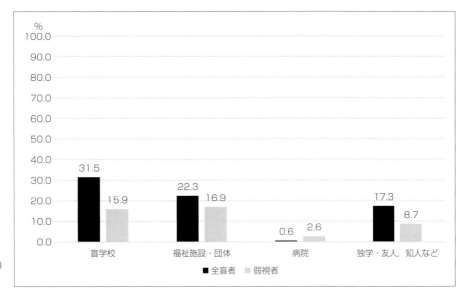

図 4.
歩行訓練
(文献 4 より改変)

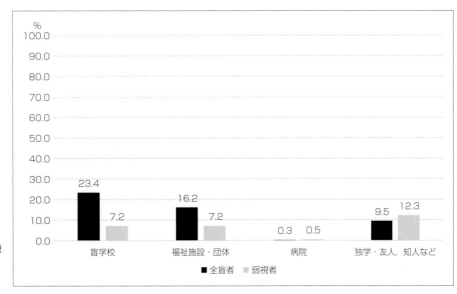

図 5.
調理などの日常生活訓練
(文献 4 より改変)

輪状暗点などが文字処理に大きく影響する.
　一般的ではあるが,中心暗点では文字処理は困難となるが単独歩行は可能であり,求心性狭窄では文字処理も単独歩行も困難となる.すなわち,中心暗点者は暗点を小さくするため近方に,狭窄者は視野を拡大するため遠方に生活の基準点を置いている.さらに,輪状暗点は近くても遠くても読みにくく適正な距離での生活基準点があることを認識する必要がある.このように障害者の保有する視野によって,生活の基準点が異なることを意識しなければならない.
　視野にはX軸,Y軸以外にZ軸(距離,おそらく視力)があることを理解すべきで,これらを擬似体験できるものに「みる　見る　診る」がある(図 7).これによって支援者が当事者の見え方を理解し,支援の仕方の工夫が可能となっていく.
　そして,Scanning Laser Ophthalmoscope (SLO), Microperimeter-3(MP-3), Macular Integrity Assessment(MAIA)などで固視状態や偏心視域(preferred retinal locus:PRL)の評価をし,固視点を提示し,「どこで見れば見えるか」の自覚を促すことは,読み書き能力向上のため極めて重要である.また,検者は障害者が見えるところの網膜が探索でき,そこに文字視標を提示できる改造直像検眼鏡を使用することで,患者には使える目であることを実感させることも有用であ

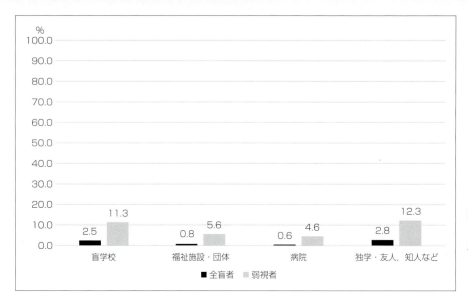

図 6.
ルーペなどの拡大補助具の訓練
(文献 4 より改変)

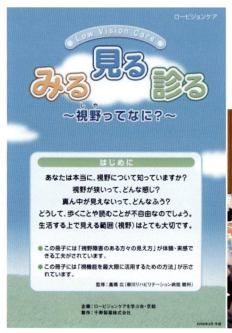
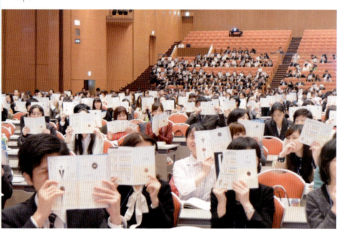

図 7. 小冊子「みる　見る　診る」での擬似体験
　a：小冊子「みる　見る　診る」
　b：シンポジウムでの擬似体験風景
求心性狭窄や中心暗点を体験することで患者の支障を理解できる．
なお，この冊子は千寿製薬株式会社から手に入れることが可能である．

る[6]〜[8]（図 8）．拡大読書器でも偏心視の訓練は可能である[9]．

2．心のバリアフリー

　視覚障害児・者は一般的に寡黙であることが多い．先天障害者においては特に他人とのコミュニケーション経験が少ないため，自分の意思は一方的に喋り，他人の言を聞くのは苦手であるが本人にはその自覚があまりない．このため，徐々に孤立していくことがままある．

　特に，自分の見え方については語ることはほとんどなく，どのように見にくいのか，どのように見えているか，どのようにしてほしいかをも話さ

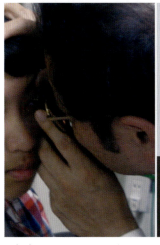 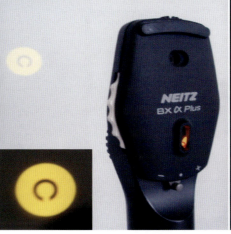 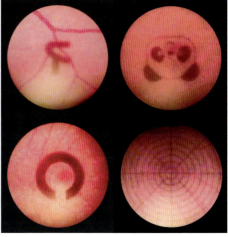

a|b|c

図 8. 改造直像検眼鏡(BXα Plus)
a：改造直像検眼鏡で，見える網膜を探し，視標を提示している．
b：文字や絵視標で固視検査できるように直像検眼鏡を改造し，まぶしさを軽減するため遮光フィルターを挿入している．
c：視標の種類(文字，絵：パンダ，ランドルト環，固視標)

ないため，ますます誤解が生じる．もっとも，自分の見え方を正確に理解していないがため，自分の見え方を伝えられず，どのようにしてほしいかが表現できない，ということが言えるかもしれない．

このような視覚障害者に対し，私たちがまずすべきことは，「見え方はそれぞれに異なる」ということを理解して，本人や身近なご家族にそれを伝えることである．そして，どうすれば「見える」ようになるのかを，患者とともに考えることである．

たとえば，中心暗点の場合，その周囲は見えるので，「目を上げてみて，何か見えますか？」と聞いて，見えたら「何センチくらい上げた感覚で見えましたか？」とさらに聞き，その感覚を憶えるように指導する．すると，患者は見えることに喜びを感じ，徐々に「見える」ための目の使い方を理解していく．しかし，その感覚や目の使い方を身につけるには，毎日繰り返し練習することが必要と伝える．

補助具を使用すればさらに見えやすくなる場合があることも伝える．例えば「タイポスコープ」，「遮光眼鏡」「マイナスルーペ(凹レンズ)」を使うことで「見えない」，「見えづらい」状態を少しでも改善できることを実感してもらう．もちろんそのためには，これら補助具の特性を私たちが正確に理解しておくことは当然である．こうして，これまで日常生活でできなかったことを，一つひとつできるようになり，「次に何をしたいか？」を一緒に探していけば，患者は自信を取り戻していく．そして，希望が生まれ，自信の回復となり，やがて社会復帰が可能になっていく．

そのために，患者に寄り添う「ロービジョンケア(LVC)」から，もう一歩踏み込む必要性を感じ，背中を押し，手を引く「ロービジョンリハビリテーション(LVR)」が必要であると考える[10]．

小さな子どもや就学前の児童・生徒の場合には，両親が感じる子どもたちの目の病気に対する不安や失明といった問題に対する不安の解消を図ることが重要となる．そのためには，私たちが常に患者とともにあるという姿勢を示し，それを理解してもらうことであり，このことが心のケアに通じる．

成人においては，心にも時間にも余裕がなく，切羽詰まった時期に来院されることがある．本人には日常生活可能な視機能があるにもかかわらず，「普通学級は無理かな…」「この仕事できるのかな…」「私なんかが結婚していいのかしら…」と，次への一歩を踏み出せないでいることが多々ある．

このように，育児，就学，就職，結婚など，人生の大きな節目には大きなバリアが生じており，

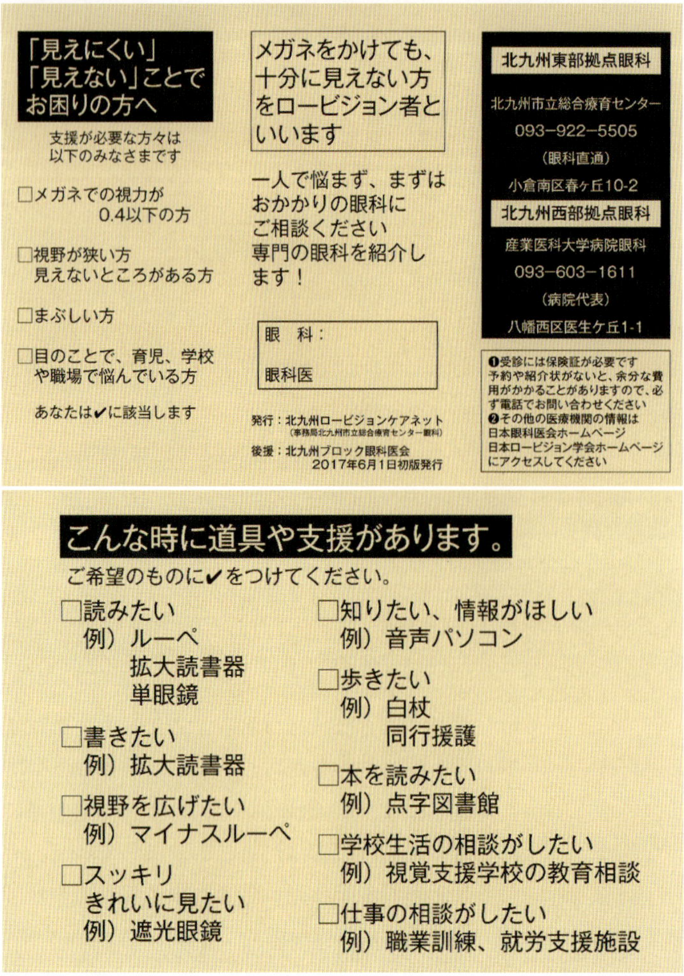

図 9.
北九州ロービジョンケアネット（北九州版スマートサイト）のパンフレット

このバリアを取り除くためには，背中を押し，手を引く LVR を行う必要がある．いわば「親切なおせっかい」をするわけで，「寄り添う（LVC）」ことと「背中を押す（LVR）」ことの，両方が視覚障害者には必要であると考えている．

3．移動のバリアフリー

視覚障害者がかかわる交通事故が多発している．2015 年 10 月，徳島でバックするトラックに盲導犬と共に歩行していた視覚障害者がひかれ死亡した．さらに 2016 年 8 月には東京の地下鉄ホームで，盲導犬と白杖を携えていた視覚障害者が転落死亡した．ほかにも，視覚障害者のホームでの転落事故は枚挙にいとまがない．

このように視覚障害者の移動時における事故は大きな社会問題となっている．

これは，視覚障害者が道路での情報が入りにくく，車両などをよけるといった危険回避行動をと

ることが困難であることに起因している．

本来，視覚障害者が歩行するときは白杖の使用や盲導犬を連れていなければならないとされている（道路交通法の第 14 条 1 項）．

最近 7 年間（2011 年 4 月～2018 年 3 月）の北九州市立総合療育センター眼科に LVC を求めてきた18 歳以上の患者 288 人のうち，白杖を持っている人は 61 人（21％）で，227 人（79％）は白杖を持っていなかった．この白杖を持たない 227 人のうち，83 人（36％）は屋外や初めての場所での歩行は問題なく可能であったが，67 人（30％）は困難と感じていた．そして，僚眼 0.01 以下の 11 人を含む 77人（34％）は「できない」と答えているにもかかわらず，種々の理由で白杖を持っていなかった．このように視覚障害者は必ずしも白杖を持っているわけではないと我々は認識すべきである．

実際に白杖使用中であっても事故は起こってお

り，安全な移動の確保が急務となっている．その1つに，視覚障害生活支援等指導者，いわゆる歩行訓練士の増員への課題がある．日本ライトハウスによれば[11]，2018年4月現在，その訓練課程を修了したものは936人で，そのうち530人が現任者だが，この数は168万人の視覚障害者に比してあまりにも少なく，さらなる養成が望まれている．事実，2013年の日本盲人会連合の報告によれば，白杖の利用者は508人中389人（77%）でこの回答者66%は全盲者であったが，歩行訓練を受けた者は261人（51%）にすぎない[12]．

白杖を自治体が給付するとき，歩行訓練士の白杖使用の基本習得の必要性を告げることが慣例化すれば，白杖使用者は確実に増え，その結果，移動に伴う事故の軽減となることが期待できるであろう．

また，福祉行政としての同行援護の活用も可能であるが，自治体によっても異なるが一般的には通学・通勤などには使用できないのが問題である．

最近の自動運転やAIを駆使した歩行手段も急速に進歩しており期待したい．

4．ロービジョンケアへのアクセスのバリアを取り除く

平塚らは，ロービジョンケアへの最大の問題はロービジョンケアの眼科や施設へどうつなぐかで，これをアクセスバリアと呼んでいる[13]．それを取り除くためには，多くの眼科医がロービジョンケアにかかわれるシステムが必要とスマートサイトの構築を促進している．片や，ロービジョンケアの必要な方々を一般眼科で抽出し，ロービジョンケアの可能な眼科につなぐ，いわば病診連携を有機的に機能させる中で，安易に他分野へつなぐのではなく，眼科が継続した責任と管理の下でロービジョンケアを行っている北海道[14]や北九州版の例もある（図9）．

このような動きに対し日本医療研究開発機構（AMED）は，仲泊 聡の「ICTを活用した寡少専門家による地域・在宅ロービジョンケアの研究」，鈴鴨よしみの「多職種協働による地域包括ロービ

ジョンケアシステム開発に関する研究」，平塚義宗の「スマートサイトによるロービジョンケア連携システム構築に関する研究」，近藤寛之の「視覚障害者の就労実態を反映した医療・産業・福祉連携によるマニュアルの研究」を支援し，視覚障害者が抱えるロービジョンケアへのアクセスバリアを取り除こうとしている．

文 献

1) 斉之平真弓：代表的なニーズとその対処法．臨眼，**68**：162-173，2014．
2) 唐木 剛：重度視覚障害者の残存視機能．眼科MOOK No.39 労働眼科（市川 宏編），金原出版，pp. 173-179，1989．
3) 厚生労働省社会・援護局障害保健福祉部：平成28年生活のしづらさなどに関する調査（全国在宅障害児・者等実態調査）結果．https://www.mhlw.go.jp/toukei/list/dl/seikatsu_chosa_c_h28.pdf 2018.4
4) 財団法人共用品推進機構：2010年度（平成22年度）視覚障害者不便さ調査報告書．2011.8
5) 吉田雅子：ニーズを知ろう いつ始めるか？ 具体的な問題．新しいロービジョンケア．（山本修一，加藤 聡，新井三樹編），メジカルビュー社，pp. 7-15，2018．
   Summary 患者や視覚障害者の見え方の理解がロービジョンケアの第一歩で，そのためには視機能の評価が鍵となり，そのうえでの見え方の指導法について解説している．
6) 髙橋 広，吉田雅子，田淵昭雄ほか：文字や絵視標で固視検査ができる検眼鏡の開発―フィルターの効果について．臨眼，**67**：551-556，2013．
7) 吉田雅子，髙橋 広，田淵昭雄ほか：改造検眼鏡による固視検査の有用性について静的視野との比較検討．眼臨紀，**11**：881-889，2013．
8) 吉田雅子：改造検眼鏡との比較．眼科，**60**：597-603，2018．
9) 三輪まり枝：拡大読書器を用いたpreferred Retinal Locus（PRL）の獲得および偏心視の訓練．日本ロービジョン学会誌，**10**：23-30，2010．
10) 髙橋 広：これからのロービジョンケア～20年の軌跡から～．眼臨紀，**8**：879-884，2015．
    Summary 患者に寄り添うロービジョンケアから一歩踏み出し，背中を押すロービジョンリハビリテーションが眼科医療では重要である．そして

如何に患者主導の医療に展開していくべきかを
解説している.
11) 日本ライトハウス養成部：視覚障害リハビリテー
ション基礎講習会修了者数. 視覚リハビリテー
ション，**87**：15-22，2018.
12) 日本盲人会連合：視覚障害者の外出時の安全を総
合的に保障するシステムを確立するための研究

事業報告書. 2013.
13) 平塚義宗，福田敏雅：ロービジョン・ケア最大の
問題はアクセスである. 日本の眼科，**87**：499-
503，2016.
14) 永井春彦：北海道におけるロービジョンケア連携
システムの構築. 日本の眼科，**85**：799-802，2014.

特集/ロービジョンケア update

Ⅱ．職種ごとのロービジョンケア
眼科医とロービジョンケア

井上賢治*

Key Words : 眼科医(ophthalmologist)，ロービジョンケア(low vision care)，視覚補助具(low vision aids)，福祉施設(welfare facilities)，連携(cooperation)

Abstract : 眼科医はロービジョンケアに対するマインドをもって患者の診療を行うべきである．見えにくさを自覚している，あるいは自覚していると考えられる患者に積極的にロービジョンケアを勧めてほしい．眼科で行うロービジョンケアとして，視覚補助具の処方，便利グッズの紹介，ロービジョン外来の受診などがある．自院でロービジョンケアを十分に行えない場合は，ロービジョンケアを行っている医療機関を紹介する．眼科以外のロービジョンケアは眼科医療機関で行うことは難しいので専門的な福祉施設を紹介する．ロービジョンケアを行っている医療機関や専門的な福祉施設の情報の入手が今までは難しかったが，スマートサイトを活用することで入手できるようになってきたので活用していただきたい．医療機関同士あるいは福祉施設との連携を構築することがロービジョン患者のQOLの向上につながると考える．

はじめに

眼科医は患者に対して眼疾患の診断，治療を日常業務として行っている．患者の視機能が低下しないよう努めているが，治療を継続してもロービジョンとなる患者も多数存在する．それらの患者に対してはロービジョンケアが必要となる．どのタイミングで治療とともにロービジョンケアを始めるかは眼科医の判断に任されている．その際の最初の行為は患者の話を傾聴し，見えにくさがあるかを判定することである．しかし患者に対して積極的にロービジョンケアを始めようとすると，患者が治療をあきらめられたと感じてしまうこともあり，患者にロービジョンケアを勧めるのは難しい．一方，患者がロービジョンになると眼科医は治療を積極的に行わなくなることもある．最近経験した緑内障症例だが，緑内障末期で残存視野が周辺部のみだった．点眼薬治療で眼圧コントロールは良好であるが，見えにくさの訴えが強くなり紹介された．進行した白内障も有していたが，白内障手術を施行しても視力の回復が難しいと考えられるために経過観察されていた．視野検査では，視野障害は進行していなかった．白内障手術を希望したので，施行したところ，視力は変わらなかったが，以前より見やすくなったと喜ばれた．このような症例では，より早期からのロービジョンケアが必要であるが，ロービジョンケアだけでなく手術を含めた治療も同時に考慮すべきである．眼科治療の継続なくしてロービジョンケアを行うべきではないと痛感した．

眼科でのロービジョンケア

患者に対してロービジョンケアを開始する時期にルールはない．視力低下や視野障害が高度でな

* Kenji INOUE，〒101-0062　東京都千代田区神田駿河台4-3　井上眼科病院，院長

くても，患者が見えにくさを自覚したらロービジョンケアを開始するとよい．ロービジョンケアとは，視覚障害で生活に支障をきたしている人に対する医療的な支援だけでなく，教育的，職業的，社会的，福祉的，心理的などすべての支援の総称である．医療的な支援としては，眼科医一人ひとりが外来受診した見えにくさを訴える患者にロービジョンケアを提供することが理想である．眼科でのロービジョンケアとしては視覚補助具の処方，便利グッズの紹介，ロービジョン患者を専門に診察するロービジョン外来の受診などが挙げられる[1]．すべての眼科医療機関で視覚補助具や便利グッズなどを扱っているわけではなく，扱っていない場合は扱っている医療機関へ紹介することになる．しかし，どの眼科医療機関でそれらを扱っているかがわからず，紹介先に困ることがある．また，ロービジョンケアを行う際には多大な時間を要するために日常診療中に行うのは困難である．そこでロービジョン患者に時間をかけてロービジョンケアを提供するロービジョン外来へ紹介することになる．しかし，どの眼科医療機関でロービジョン外来を開設しているかを知るのは困難であった．現在は日本ロービジョン学会のホームページ(https://www.jslrr.org/)や日本眼科医会のホームページ(https://www.gankaikai.or.jp/)から視覚補助具を扱っている，あるいはロービジョン外来を開設している医療機関を調べることが可能である．さらに最近ロービジョンケアへの関心が眼科医の間でも高まっている．その原因として2012年4月の診療報酬改定で「ロービジョン検査判断料」(250点)が算定可能となったことや2018年7月に視覚障害における身体障害者福祉法の施行規則が改定され，具体的には視野障害を動的視野検査だけでなく静的視野検査でも判定可能となったことが挙げられる．しかし，眼科医の中でもロービジョンケアを行っている地域差は大きく，厚生労働省より発表されている各都道府県のロービジョン検査判断料届け出施設数(2018年度)は東京都の69施設が最多で，佐賀県

の1施設が最少だった[2]．

眼科でのロービジョン外来

全国の大学医学部附属病院眼科のうちロービジョン外来は46施設で開設している(2019年2月現在)[3]~[6]．獨協医科大学越谷病院では2001年11月にロービジョン外来を開設した[3]．開設後2年3か月間に受診した患者は139例(平均年齢60.8歳)で，原因疾患は網膜色素変性32%，糖尿病網膜症19%，黄斑変性11%などだった．東京大学医学部附属病院では2002年4月にロービジョン外来を開設した[4]．開設後1年間に受診した患者は67例(平均年齢66.6歳)で，原因疾患は緑内障34%，糖尿病網膜症30%，黄斑変性15%などだった．患者のニーズは文章の読み書き，交通手段を利用しての移動が多かった．大学病院以外でも眼科専門病院や眼科診療所でもロービジョン外来が開設されている．井上眼科病院では2010年9月にロービジョン外来を開設した[7]．開設後1年間に受診した患者は42例(平均年齢59.0歳)で，原因疾患は緑内障50.0%，網膜色素変性16.7%などだった．患者のニーズは進学・就労に対する相談，病気に対する不安，視覚障害による身体障害者手帳の相談などだった．2015年の視覚障害による身体障害者手帳取得者の原因疾患は緑内障28.6%，網膜色素変性14.0%，糖尿病網膜症12.8%，黄斑変性8.0%の順である[8]．眼疾患は，ロービジョン外来を受診する患者と身体障害者手帳取得者で似ており，これらの眼疾患の患者ではロービジョンケアを始める時期を特に注意して検討する必要がある．

眼科での視覚補助具処方

視覚補助具にもさまざまな種類がある．井上眼科病院で7年間に処方された991例の視覚補助具の報告では，患者のニーズは書字・読字困難の改善が約75%で最多だった[9]．選定された視覚補助具は拡大鏡が多かった．一方，視力良好眼が視力0.7以上の166例では，患者のニーズは羞明の改善が最多(47.6%)で，選定された視覚補助具は遮

光眼鏡が多かった．北里大学東病院ロービジョンクリニックを3年間に受診した86例で処方された視覚補助具は拡大鏡46件，遮光眼鏡18件，単眼鏡10件などだった[5]．視覚補助具支給には視覚障害による身体障害者手帳を有していることが基本的な条件である．身体障害者手帳を申請できるのは身体障害者福祉法第15条指定医師である．視野障害の判定が静的視野計でも行えるようになったので静的視野計しか置いていない眼科診療所でも可能となり，今後は積極的に視野障害の判定が行われるようになると考えられる．一方，視覚補助具支給の決定は市区町村の判断で行われる．市区町村によって視覚補助具支給の運用に統一性がなく，市区町村によって視覚補助具の支給に差がある点が問題として挙げられている[10]．今後，視覚補助具支給の決定基準が全国で統一されれば，視覚補助具申請者にとってもわかりやすく，また，平等になると考える．

視覚補助具が支給された後に，実際に使用できているかが次の問題である．視機能に変化があれば視覚補助具も合わなくなるので定期検査は重要である．ロービジョン外来を受診し，視覚補助具が処方された46例のその後の追跡調査の報告がある[11]．処方された視覚補助具のうち購入しなかった割合が12.5％だった．さらに購入した視覚補助具のうち使用していない割合が25.0％だった．未購入や購入しても使用していないケースや，視覚補助具に対して不満の声もあり，処方後のアフターケアが重要である．

福祉施設でのロービジョンケア

医療以外の観点からロービジョンケアが必要な患者に対しては，眼科医療機関でロービジョンケアを行うことは不可能であり，専門的な福祉施設へ紹介することになる．しかし眼科医はそのような患者を専門的な福祉施設へ紹介したほうがよいことを認識しているが，専門的な福祉施設に関する情報が不足しているために積極的に紹介できていないのが現実である．眼科医と福祉施設の間に顔の見える関係が構築されていないことが原因と考えられ，お互いに顔の見える関係を構築することが連携を行う際に重要である．しかし，顔の見える関係を築くのは両者にとって難しく，上手くできていない地域が多い．顔の見える関係が構築されていないなかで連携を行うシステムとして，2005年にアメリカで開発されたスマートサイトがある[12]．スマートサイトを東京都でも作成したので紹介する．

東京都ロービジョンケアネットワーク

日本でのスマートサイトは都道府県単位で地区眼科医会と地区大学病院を中心に作成されており，最初に2010年に兵庫県で作成された[13]．東京都でも2016年にスマートサイトを作ろうと考え，東京都眼科医会と東京都内13大学のロービジョン担当医師により委員会を立ちあげた．委員会ではスマートサイトという単語からロービジョンケアを想像しにくいので，「東京都ロービジョンケアネットワーク」と命名し，1年かけて完成させ，2018年1月より運用を開始した[14]．

東京都ロービジョンケアネットワークでは眼科医からロービジョンケアを行っている医療機関あるいは福祉施設への橋渡しを目指し，リーフレット（A4三つ折り）（図1）とWeb版を作成した．福祉施設を「生活訓練・支援」「教育機関」「就労支援」「視覚障害者団体」「用具の販売・図書の貸出」「眼鏡製作・販売」の6つのカテゴリーに分け，各々に代表窓口施設を設置した．福祉施設は「生活訓練・支援」6施設，「教育機関」6施設，「就労支援」3施設，「視覚障害者団体」3施設，「用具の販売・図書の貸出」5施設，「眼鏡製作・販売」2施設の合計25施設が参加した．

リーフレットの活用方法は，まず見えにくさを感じている患者に医師がリーフレットを渡す．その際に視力や視野の条件は設定しなかった．渡された患者が自分のニーズに合ったカテゴリーの代表窓口施設（福祉施設）に連絡する．代表窓口施設は患者のニーズや居住地を聴取し，カテゴリー内

図 1. リーフレット
a：表面
b：中面

の最適な施設を紹介する.

Web版では,ロービジョンケアを行っている眼科82施設(厚生労働省主催視覚障害者用補装具適合判定医師研修会修了63施設＋日本眼科医会ホームページ上の東京都内ロービジョンケア施設19施設)を4地区に分けて,福祉施設25施設はカテゴリー別に分けて紹介することにした.Web版の運用方法は東京都眼科医会会員の先生が東京都眼科医会ホームページ(http://www.tougan.org/)より閲覧する.紹介する施設の情報をプリントアウトして患者に渡す.その際に紹介する施設に紹介状を書くこととした.なおWeb版は東京都眼科医会会員以外の人も閲覧可能とした.

東京都ロービジョンケアネットワークの運用の実績を把握するために,代表窓口施設に電話をかけてきた人に対して何の情報から電話をかけたか

表 1. 東京都ロービジョンケアネットワーク　年間集計
（調査期間　2018 年 1 月 9 日〜12 月 31 日）

カテゴリー		1月	2月	3月	4月	5月	6月	7月	8月	9月	10月	11月	12月	合計
生活訓練・支援　計	男													0
	女	1					1			1	1		1	5
教育機関　計	男								2	1		1		4
	女		2		1					3				6
就労支援　計	男	1		1	1	1	1		3			1		9
	女										1			1
視覚障害者団体　計	男			1										1
	女				1									1
用具の販売・図書の貸出　計	男													0
	女													0
眼鏡製作・販売　計	男	2	2	2	1			1						8
	女		1	1		1	1							4
合計	男	3	2	4	2	1	1	0	5	1	0	2	0	22
	女	3	1	1	2	1	2	0	0	4	2	0	1	17
	計	6	3	5	4	2	3	0	5	5	2	2	1	39

を問い合わせていただいた．リーフレットの利用は 1 年間で 39 件だった（表 1）．東京都ロービジョンケアネットワークの利用を増加させるために今後も眼科医への周知や広報活動が重要である．

眼科での福祉関連支援

医療以外のロービジョンケアを行う際には患者を専門的な福祉施設へ紹介することになる．その橋渡しが前述したスマートサイトであるが，それでも患者が福祉施設へ行くのはハードルが高い．そこで福祉施設に医療機関へ出向いてもらい，患者が普段通院している医療機関で福祉相談ができればハードルは低くなる．いわゆるアウトリーチである．ウィキペディアでは，アウトリーチとは「英語で手を伸ばすことを意味する．福祉などの分野における地域社会への奉仕活動，公共機関の現場出張サービスなどの意味で多用される．」と記載されている．実際に眼科診療所で歩行・移動の困難を認めた視覚障害患者を対象に視覚障害生活訓練専門職員が訓練や指導を行い，有用であったと報告されている[15]．我々もロービジョン児に対して盲学校の案内はしていたが，実際にロービジョン児が盲学校を訪れることは少なかった．そ

こで自院に盲学校や弱視学級教諭に来てもらい，相談会を行えばよいと考え，我々と盲学校とで「見え方と進学相談会」を開催した．2017 年 10 月に第 1 回「見え方と進学相談会」を自院で行い，7〜15 歳の 5 名（男性 5 名）とその保護者が参加した．まず盲学校教諭が小学・中学・高校の盲学校や弱視学級の特徴をスライドを用いて説明した．その後，参加者の年齢やニーズに合わせて，盲学校教諭および医療従事者と個別に相談を行った．個別相談では参加者から「不安や疑問が解消された」「盲学校の具体的な学校環境や進路が理解できた」「小・中・高校の各先生より直接お話が伺えて不安が軽減した」「視覚補助具（単眼鏡）を教えてもらい悩みが解消した」「大学進学の勉強方法について聞けた」との感想をいただいた．その後，現在までに 3 回の「見え方と進学相談会」を開催した．

2017 年 12 月に神戸アイセンターに Vision Park（ビジョンパーク）がオープンした（https://next-vision.or.jp/project/carefloor）．ビジョンパークには医療，福祉，教育，就労，趣味，生活などすべての情報が境界なく存在している．眼科医療機関と福祉施設が同じビル内に同居しているシステムである．ビジョンパークは視覚障害に対する意

識を変え，誰もが暮らしやすい社会にするための情報発信，集いの場を目指している．

おわりに

　眼科医がロービジョンケアに対するマインドを持って患者の診療にあたるべきである．つまり眼科医は患者一人ひとりの視機能を常に考え，見えにくさを自覚している，あるいは自覚していると考えられる患者に対して積極的にロービジョンケアを始めてほしい．自院で視覚補助具を扱っていない，あるいはロービジョン外来を開設していない場合は専門的な眼科医療機関へ紹介する．福祉施設に関しては自院では対応できないので，患者のニーズに合った専門的な福祉施設へ紹介する．スマートサイトなどにより視覚補助具を扱う，あるいはロービジョン外来を開設している医療機関や専門的な福祉施設の情報が整備されつつあるので，ぜひ活用してほしい．眼科医が始めるロービジョンケアにより目の見えにくさを感じている患者の QOL が少しでも向上することを期待する．

文　献

1) 清水朋美：補助具の選定とロービジョンケア．東京都眼科医会報，**243**：10-12，2018．
2) 加藤　聡：本邦のロービジョンケアにおける課題．日眼会誌，**123**：7-9，2019．
3) 江口万祐子，中村昌弘，杉谷邦子ほか：獨協医科大学越谷病院におけるロービジョン外来の現状．眼紀，**56**：434-439，2005．
4) 国松志保，加藤　聡，鷲見　泉ほか：東京大学医学部附属病院におけるロービジョンケアへの取り組み．眼紀，**55**：632-636，2004．
5) 藤田純子，松崎廣栄，市辺義章ほか：北里大学東病院におけるロービジョンクリニックの現状．眼紀，**53**：542-547，2002．
6) 守本典子，大月　洋：岡山大学眼科におけるロービジョンサービス．あたらしい眼科，**16**：587-593，1999．

7) 鶴岡三惠子，井上賢治，若倉雅登ほか：井上眼科病院におけるロービジョン専門外来の実際．臨眼，**66**：645-650，2012．
8) Morizane Y, Morimoto N, Fujiwara A, et al：Incidence and causes of visual impairment in Japan：the first nation-wide complete enumeration survey of newly certified visually impaired individuals. Jpn J Ophthalmol, **63**：26-33, 2019.
　Summary　2015 年の視覚障害による身体障害者手帳取得者の調査では過去の報告に比べて緑内障の割合が増加し，糖尿病網膜症と黄斑変性の割合が減少した．
9) 中村秋穂，堂山かさね，石井祐子ほか：井上眼科病院での 7 年間におけるロービジョンエイドの選定．日本ロービジョン学会誌，**8**：148-152, 2008.
10) 清水朋美，仲泊　聡，白銀　暁ほか：視覚障害者用補装具費支給に関する市区町村の現状と課題．日眼会誌，**123**：24-31，2019．
　Summary　視覚補装具支給は市区町村で決定する．決定の手順，課題は共通しているが，決定に市区町村ごとに違いがある．
11) 岩﨑里美，松下玲子，堀　祐子ほか：大塚眼科病院における補助具処方後の追跡調査．眼臨紀，**6**：552-556，2013．
12) 永井春彦：眼科医の手引　ロービジョンへの対応 American Academy of Ophthalmology（AAO）のスマートサイト．日本の眼科，**82**：1351-1352，2011．
　Summary　AAO のスマートサイトを紹介している．レベル 1（すべての眼科医），レベル 2（一般の眼科医），レベル 3（ロービジョンを専門領域とする眼科医）に分けて期待される対応が提示されている．
13) 山縣祥隆，森　一成，和田眞由美ほか：ロービジョンケアを紹介する兵庫県版スマートサイト「つばさ」の短期的効果について．日本ロービジョン学会誌，**11**：S5-S10，2011．
14) 井上賢治，平塚義宗，加藤　聡ほか：東京版スマートサイト「東京都ロービジョンケアネットワーク」の作成．眼臨紀，**12**：10-15，2019．
15) 渡辺　歩，早川むつ子，早川享子ほか：歩行・移動に問題のあるロービジョン患者への眼科医院の支援の報告．日本ロービジョン学会誌，**13**：68-72，2013．

特集／ロービジョンケア update

Ⅱ．職種ごとのロービジョンケア
ロービジョンケアにおける視能訓練士の役割

石井雅子*

Key Words: 視能訓練士(certified orthoptist)，ロービジョン(low vision)，生活の質(quality of life)，視機能(visual function)，連携(cooperation)

Abstract: 眼科医療における視能訓練士の役割は時代とともに変化している．超高齢社会を迎え，ロービジョン者への対応が急務である．視能訓練士は視機能の評価の専門家であると同時に，患者の見え方から QOL の低下を推測することが求められる．患者の保有視覚を最大限に活用し QOL の改善に努めることが視能訓練士の最も重要な役割と考える．
　ロービジョンケアは個々の患者の視機能，ニーズ，生活背景に合わせた柔軟性をもった対応が求められる．ケアを成功に導くには，主治医との良好な関係作り，そして多職種とうまく連携できることが鍵となる．
　見え方に不安をもつ患者にロービジョンケアの入り口を作り，まずはプライマリーなケアを実践していく努力が必要である．

はじめに

「視能訓練士」は 1971 年に制定された視能訓練士法に基づいた国家資格を有する専門職である．眼科医師の指示のもとに視機能検査および斜視や弱視の検査・訓練等に携わる人材として養成されている．視能訓練士の教育内容は視能訓練士養成所指導ガイドラインにより，必要科目，単位数が定められている(表 1)．

昨今のロービジョンケア(以下，LV ケア)の重要性についての認識が高まっている中で，眼科コ・メディカルとして視能訓練士が LV ケアで果たす役割は大きい．LV ケアはひとつの職種が対応するものではなく，多くの職種が連携してこそ，よりよいケアを達成することができる．仲泊[1]は LV ケアのチーム構成として，眼科医師，視能訓練士，看護師，臨床心理士，社会福祉士，視覚障害者生活訓練専門職を挙げ，これらの職種がチームを組んでケアに関わることが望ましいと述べている．

日本は超高齢社会における疾病構造の変化から緑内障などの慢性疾患による視覚障害が増加を辿っている[2]．しかし近年，治療の進歩により失明に至ることが少なくなり，ある程度の視覚が維持されているが，視覚を使っての生活が難しいロービジョン(低視覚)の状態にとどまる例が増加している．

本稿では，増加するロービジョン者(以下，LV 者)に視能訓練士が LV ケアのチーム構成員として果たすべきその役割について述べる．

ロービジョンケアへの入り口

視機能の検査を担当する視能訓練士は，主治医には訴えない治療への不安や，見えにくいことによる生活の悩みを打ち明けられることが多い．

---

* Masako ISHII, 〒950-3198　新潟市北区島見町1398　新潟医療福祉大学医療技術学部視機能科学科，教授

表 1. 各都道府県知事あて厚生労働省医政局長通知(医政発 0331 第 29 号：平成 27 年 3 月 31 日)

教育内容と教育目標〔3 年課程〕

教育内容		単位数	教育目表
基礎分野	科学的思考の基盤	14	科学的・理論的思考力を育て，人間性を磨き，自由で主体的な判断と行動を培う．生命倫理及び人の尊厳を幅広く理解する．国際化及び情報化社会に対応できる能力を養う．
	人間と生活		
	小計	14	
専門基礎分野	人体の構造と機能及び心身の発達	8	人体の構造と機能及び心身の発達を系統立てて理解する．
	疾病と障害の成り立ち及び回復過程の促進	8	健康，疾病及び障害について，予防と回復過程の促進に関する知識を習得し，理解力，観察力及び判断力を養う．
	視覚機能の基礎と検査機器	8	視覚の情報処理過程を系統的に学び，視覚機能の疾病や障害を総合的に検出する視覚機能診断機器の原理と操作及び検査・測定方法の基礎理論と技術を習得し，疾病と障害との関連を学習する．
	保健医療福祉と視能障害のリハビリテーションの理念	5	保健医療福祉の推進のために，心身の状態を理解し，視能訓練士が果たすべき役割について学習する． 併せて，地域社会における関係諸機関との調整及び教育的役割を担う能力を育成する．
	小計	29	
専門分野	基礎視能矯正学	10	視能矯正の枠組みと理論を理解し，系統的な視能矯正を構築できる能力を養う．
	視能検査学	10	視能検査の専門的知識と技術を習得し，評価について学習するとともに，職業倫理を高める．
	視能障害学	6	視能障害の予防と治療の観点から，種々の障害を理解する．
	視能訓練学	10	視覚発達の促進や種々の視能障害に対する矯正，訓練，指導及び管理の立場から必要な知識と技術を習得する． また，感染症に対する対応と救急対応についても学ぶ．
	臨地実習	14	基本的な視能矯正の実践技術の能力を養い，患者との人間関係から共感的態度を学ぶ．また，医療チームの一員としての責任と自覚を養う．
	小計	50	
合計		93	

教育内容と教育目標〔1 年課程〕

教育内容		単位数	教育目表
専門基礎分野	人体の構造と機能及び心身の発達	4	人体の構造と機能及び心身の発達を系統立てて理解する．
	疾病と障害の成り立ち及び回復過程の促進	5	健康，疾病及び障害について，予防と回復過程の促進に関する知識を習得し，理解力，観察力及び判断力を養う．
	視覚機能の基礎と検査機器	8	視覚の情報処理過程を系統的に学び，視覚機能の疾病や障害を総合的に検出する視覚機能診断機器の原理と操作及び検査・測定方法の基礎理論と技術を習得し，疾病と障害との関連を学習する．
	保健医療福祉と視能障害のリハビリテーションの理念	3	保健医療福祉の推進のために，心身の状態を理解し，視能訓練士が果たすべき役割について学習する． 併せて，地域社会における関係諸機関との調整及び教育的役割を担う能力を育成する．
	小計	20	
専門分野	基礎視能矯正学	10	視能矯正の枠組みと理論を理解し，系統的な視能矯正を構築できる能力を養う．
	視能検査学	10	視能検査の専門的知識と技術を習得し，評価について学習するとともに，職業倫理を高める．
	視能障害学	6	視能障害の予防と治療の観点から，種々の障害を理解する．
	視能訓練学	10	視覚発達の促進や種々の視能障害に対する矯正，訓練，指導及び管理の立場から必要な知識と技術を習得する． また，感染症に対する対応と救急対応についても学ぶ．
	臨地実習	11	基本的な視能矯正の実践技術の能力を養い，患者との人間関係から共感的態度を学ぶ．また，医療チームの一員としての責任と自覚を養う．
	小計	47	
合計		67	

視能訓練士養成所指導ガイドラインより抜粋（一部改変）

LV ケアの導入は，患者の不安や悩みを傾聴することで，患者のニーズを知ることから始まる．ほとんどの患者は LV ケアという言葉を知らない．眼科は眼の病気を治すところという認識で通院している．緑内障や糖尿病といった慢性疾患では通院期間が長い．その間に徐々に視覚が低下し，それに伴い QOL も下降する．高橋[3]は，LV ケアは治療と並行して行うことを推奨している．早期にケアを開始することで医療者との関係が良好に保て，さらに精神的な不安定からうつ等の深刻な精神的ダメージに陥ることを防げる．LV ケアが実践できる環境下になければ，スマートサイト[4]の活用により，リハビリテーションネットワークを利用して対応可能な施設を紹介するだけでも十分である．さらに，LV ケアの導入のタイミングを逃さないためにも，普段から患者の病状や訴えについて主治医と相談できる関係づくりも大事である．

視力や視野等の検査時の患者の不安を見逃さず，そういった時にこそ，視能訓練士が LV ケアの扉を開けたい．

視機能の評価

LV ケアにあたって，まずは正確な視機能の評価が必須である．

患者および家族に保有視覚機能についての説明をすることが重要である．LV 者の多くが，他者に見え方を理解してもらえないジレンマを抱えている．視力値だけでは表せない見え方の特性があることを丁寧に説明することで，自分自身の見え方を知り，そして家族や介助者に理解を得られることで不安が解消する場合もある．

保有視機能を明確にし，その視機能の状況に合わせたケアが実施されるべきである．補助具の選定・訓練には，拡大鏡等の必要倍率を想定するため視力および屈折のデータが必要ある．偏心視訓練では有効視野の範囲を知るために視野検査，さらに遮光眼鏡の選定では，グレアやコントラスト感度の評価がされれば，客観的な処方につなが

る．学齢期の LV ケアでは，教科書の文字サイズが効率よく読むことができるかを知るために，読書能力を評価する MNREAD 読書速度検査[5]や書字の評価としての近見試写テスト[6]等の教育的視機能評価が必要である．これらを評価することで学習への支障の程度の客観的判断基準となる．

身体障害者手帳（視覚）

視力および視野検査の結果から身体障害者手帳（視覚）の判定がされる．手帳の取得により，補装具費および日常生活用具費の支給，障害福祉サービスの利用，所得税および住民税の税金控除等が可能となる．手帳は自己申請するものであるが，患者は障害等級に該当していることを知らずに長年，眼科に通院している場合もある．手帳に該当する視機能である場合には，患者の不利益とならぬよう視能訓練士は，検査の後で主治医への報告を忘れてはならない．しかし，患者が必ずしも手帳の取得を希望するとは限らない．治療への期待が大きい場合には，手帳申請の話をすることで治療の終了と受け取り，精神的にダメージを受けることも考えられる．どの時点で手帳の取得を勧めるべきかを主治医に確認しておくこと，さらに治療の見通しについて主治医とのコミュニケーションを密にとることが重要となる．

視能訓練士によるプライマリーな
ロービジョンケアの必要性

眼科医療の場の LV ケアは読み書きのニーズに対応する視覚補助具の指導や訓練がメインとなることが多い．しかし，必ずしも処方へと導く必要はない．視機能が活用できる比較的視力の良いうちに視覚補助具の情報提供，指導を行うならば，道具を用いることで「見える」という安心から，精神的不安を軽減することにつながる．視覚補助具の存在を知ることは，視覚障害者のニーズとして多い読み書きへの対応を早めて，QOL（quality of life：生活の質）の低下を防ぐことができる．

また，必ずしもすべての患者に高度な LV ケア

が必要ではない．視覚補助具の情報提供や指導等の視能訓練士の専門性をもってできるプライマリーなLVケアでニーズが満たされる患者も多い．

視覚補助具や日常生活用具は日進月歩に改良され，新しい機能性の優れているものが出る．最新かつ高価な機器を外来に揃えておくことは難しい．しかし，新しい支援機器の情報を常に入手できるようにし，患者にそれを伝えられることが肝要であり，患者が希望すれば，そのデバイスを保有している施設に貸し出しを依頼するなど柔軟な対応が求められる．

近年，LVケアにおけるICT(information and communications technology)支援技術の進歩が目覚ましい[7]．視能訓練士が単独で全てのケアをこなすことは難しい．ICTサポートの専門家に紹介することも，ときとして必要となる．さらに，支援者に院内に出向いてサービスを提供してもらう中間型アウトリーチ支援[8]という方法もある．

LVケアにマニュアルはない．他職種との連携でLVケアの充実を図りたい．

まとめ

今日では，医療の目的が疾患の治療だけではなく，疾患を有する患者のQOLの向上へと変化してきている．視能訓練士は，超高齢化による社会のニーズに敏感であり，LVケアが実践できる環境下になくとも，少しずつ実践していく努力が必要であろう．眼疾患をもつ患者のQOV(quality of vision：見え方の質)を高めると同様にQOLの改善に努めることも視能訓練士として重要な任務である．

今後の視能訓練士教育では，他職種と協働しLVケアを推進する内容が含まれるべきであると考える．それと同時にプライマリーなLVケアが全国どこの地域でも受けられるよう視能訓練士の生涯教育の充実が望まれる．

文 献

1) 仲泊 聡：ロービジョンケアとは？ ロービジョンケアの実際，山本修一(編)，中山書店，pp. 2-8, 2015.
2) 日本眼科医会研究班：日本における視覚障害の社会的コスト．日本の眼科，**80**(6)：付録，2009.
3) 髙橋 広：視覚障害者とQOL．ロービジョンケアの実際 視覚障害者のQOL向上のために．髙橋広(編)，医学書院，pp. 8-9, 2004.
4) 川瀬和秀：日本版スマートサイト．新しいロービジョンケア，山本修一ほか(編)メジカルビュー社，pp. 194-165, 2018.
5) 小田浩一：ミネソタ読書チャートMNREAD-J．丸尾敏夫(編)：眼科診療プラクティス57 視力の正しい測り方，文光堂，p. 79, 2000.
6) 奥村智人，中西 誠，若宮英司ほか：視写困難を示す児童への支援—眼球運動・視覚情報処理能力の関与とビジョントレーニングの効果—．日本ロービジョン学会誌，**11**：39-45, 2011.
7) 三宅 琢，小野眞史，氏間和仁：ICT機器の応用．新しいロービジョンケア，山本修一ほか(編)，メジカルビュー社，pp. 66-87, 2018.
   Summary 図を多用し，具体的な説明が初心者にもわかりやすく興味を引く．
8) 仲泊 聡：日本のロービジョンケアの現状と展望．日本の眼科，**84**：740-744, 2013.

特集/ロービジョンケア update

Ⅱ. 職種ごとのロービジョンケア

ロービジョンケアにおける看護師の役割

大音清香*

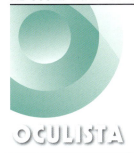

Key Words：ロービジョンケア(low vision care)，ロービジョンケアにおける看護師の役割(the role of the nurses in low vision care)，視覚障害と日常生活動作(impact of visual impairment on activities of daily living)，日常生活関連動作(activities parallel to daily living)，看護師のかかわり(involvement of nurses)

Abstract：看護師は，患者はどうしたいのか，どうなりたいのかを常に観察し対応することに重要な役割がある．ロービジョンケアは複数の職種でロービジョン者にかかわる．それはその人の現在，そして将来に向けて何をなし得るのかチーム医療としてかかわっていくことが重要だからである．ロービジョン者の現在の生活面において自立が可能か否か，また，将来に向けての日常生活や就労継続するための精神的な問題はないかなど，患者にかかわるさまざまな問題について患者の問題を見出し，チーム医療として情報共有の働きかけが必要である．

ロービジョンケアとしての看護師の役割というものは，曖昧である．むしろ不明瞭だからこそ，職種と職種の役割の狭間，つまり曖昧なゾーンこそが看護師がどのようにかかわるのか，重要なロービジョンケアの役割でもある．

ロービジョンケアと看護師のかかわり

ロービジョン者と看護師のかかわりは，一般的には医療機関を来院したときから始まる．受診時には症状に対する不安や疼痛などの苦痛を訴えることが多いが，ロービジョン者の場合，訴えも表示せず，保護者に付き添われて受診することもある．その時点から患者が何を求めているのか，あるいは医療に何を期待をしているのかを観察することから看護は始まっている．本稿では，ロービジョン者への視機能障害の受け止め方から，看護師の役割について述べる．

看護の視点からみた視機能障害

看護には，患者のかかわりを通して，安らぎや苦痛の軽減，そして信頼関係を構築していく過程がある．特に視機能障害のような感覚器障害では，言葉の中に感じられる優しさや労い，励ましなどが重要な意味をもつ．

視機能の障害が生じた場合，その障害の時期，所要期間，程度，付随する症状などによりその人の感じる見え具合は個人差が大きい．

視機能障害が生じた人へのかかわりは，障害とは何かを認識して，障害が生じた人は，どうしたいのか，どうなりたいのかを理解してともに考えていくことが重要である．それは人を理解し，病気の成り立ちを把握していることを前提として，視機能について理解を深めることが必要である．視機能の障害が生じるまでの過程には，さまざまな背景，環境，発症期間などがある．こうした過程を経て受け止め方が変化していき，看護師はその障害を生じた人への理解を深めていくことが重要である[1]．

* Kiyoka OHNE, 〒101-0062　東京都千代田区神田駿河台 4-3　井上眼科病院看護部，名誉看護部長

視機能障害が生活に及ぼす影響

1. 視機能障害と日常生活行動(activities of daily living:ADL)

　視機能障害とADLとは，密接な関係にある．ADLは1人の人間が自立して生活するために行う基本的な毎日繰り返される一連の身体的動作群をいう．それは食事，更衣，清潔，排泄，移動動作など，日常生活に必須な動作である．一般的に視機能障害のみの障害では，ADLは自立できる[2]．ADLの低下を訴える患者は，多くの場合急激な視力障害が生じたり，予期できなかったりした状況での視力障害，意欲がない状況での視力障害などである．精神的な衝撃が大きく意欲が消失しているときは，一時的にADLが困難となり，部分介助や全面介助が必要なこともある．部分介助には見守り，声がけ，確認，部分的な手助けなどがあるが，障害の受け止め方を観察し，チーム全体で共有した介護法を行うことが重要である．

2. 視機能障害と日常生活関連動作(activities parallel to daily living:APDL)

　APDLとは，日常生活に関連した動作である．移動では屋外の狭い場所や段差もあり得る．また，食事では，調理や料理の盛り付け，食事後の片付けなども含まれる．更衣では，洗濯，衣類の干し物の整理整頓，排泄ではトイレ環境や排泄前後の身づくろいなど，日常生活動作に付随する必要な動作が含まれる．

　視機能が障害されると，確認・点検・識別が困難になるため，APDLの困難が伴う．日常生活に必要な視覚はその人に応じた見え方であり，視力検査数値のみでは表現しがたい．家事動作など生活習慣化している動作では，反復，訓練しているため，ある程度の判断できる視力があれば動作は継続可能であるが，仕事あるいは趣味として見ることへの意識やこだわりが必要な人にとっては，視機能障害は著しく感じる[2]．

3. 視機能障害と社会生活

　著明な視力低下が生じると社会生活の支障は著しい．当事者が仕事継続の意思があるとしても，職場の理解や職場環境の調整，通勤時対策などにより，就業継続が困難なこともある．このように，視機能障害が生じた人にとって社会生活を維持していくことは，さまざまな問題が生じてくる．

　また，視機能障害に付随して，生活を維持していくことへの喪失感や周囲の協力が得られないことで，自らも対人関係を縮小しコミュニケーションの機会を狭めることで，孤独に陥っていくことや，QOL(quality of life:生活の質)を低下していくことに繋がる[3]．

眼科看護師の役割

1. 症状や障害をもつ人の理解者となり，心のケアを行う

　眼の症状や障害をもつ人にとっては，視力低下や失明への不安を大なり小なり感じている．特に急激に症状が発生したり，視機能障害が今までに経験したことのないほど著しくなると，焦りや不安が増大していく．このような障害者とのかかわりでは，今どのような思いでいるのかを推察し，その思いに寄り添うことが重要である．

　障害の受容過程には，衝撃を受けた後に，否認，混乱，落胆，努力，復帰への時期がある．その過程におけるかかわり方を理解することが重要である[2]．

2. チーム医療における相談窓口となり，連絡，調整，連携を図る

　視機能障害者に関する問題は，身体的，精神的，社会的など，多岐にわたっている．これらの問題は，医師，看護師，視能訓練士，理学療法士，作業療法士，医療ソーシャルワーカー，(管理)栄養士など，各職種が連携を図り，チーム医療としてかかわることが必要である．障害者が障害と向き合い，これからの社会生活を送ることについて，医師がリーダーシップを図り，チームで方針を決めていく．看護師は患者の目指すゴールに沿って，その対策を検討し，その調整役となり，各職種との連携が図れるように調整する．

3．環境整備を図る

視機能障害が生じ，それらの情報が得られにくくなると，社会生活にさまざまな支障が生じる．たとえば，歩行中に段差に気づかずつまずく，往来する人や目の前の物を避けられないなど，危険回避が困難になる．一度失敗すると自信喪失に陥りやすい．個々人の視機能の状態に応じたリスクマネジメントが必要である．

4．感染対策・予防を推進する

眼疾患の代表的な感染症には，流行性角結膜炎，急性出血性結膜炎などがあり，ときとして大流行することがある．感染予防対策には，感染源，感染経路，そしてリスクに応じた対策が必要である．特に眼科部門では，眼感染症の感染力が強いことや易感染性にある高齢者が多いことから，疑わしい患者が発生した場合には，速やかに院内感染予防対策に則した方法で，全職員が感染予防に徹する体制を取ることが重要である．

5．情報提供と情報共有を図る

患者・家族に最適な眼科疾患の予防や医療の動向など，眼に関する情報は，医療チームの中で情報交換し共有する．それらは，眼の症状や障害が生じた人を理解するためにも必要となる．

また，病状の説明や障害の介護対策を計画的に行う．そのためには，日頃より他施設や近隣地域の社会資源活用の情報を把握しておく．日頃から周辺地域の地域包括支援センター等との連携を図っておく．

6．継続看護のためにフィードバックする

長期間の治療が必要な場合や寛解と増悪を繰り返す場合などでは，症状や視機能障害の変化について，患者の眼の状態，仕草や言動，全身状態の観察が必要である．観察を継続していくと，患者は見え方に変化が感じられない場合「変わりないです」と表示することがある．それは「見え方には変化がない」場合に限らず，患者自身が医療者に訴えても「何も変わらない…」など医療に無気力になることもあり，看護師は患者の変わりないという表現から何を表示したいのかをアセスメントする力が必要である．

文　献

1) 大音清香：ロービジョンケア─看護師の役割とは─．日本ロービジョン学会誌，**9**：8-12，2009．
2) 大音清香：眼科看護の特徴と専門性．眼科エキスパートナーシング，**2**：93-98，2015．
　　Summary　眼科看護の基本的な考え方が述べられており，眼科看護を理解するためには必読の文献．
3) 山田信也：ロービジョンケアとQOL．ロービジョンケアの実際─視覚障害者のQOL向上のために─第2版，医学書院，pp.29-31，2006．
　　Summary　臨床でロービジョンケアの実際がわかりやすく掲載されている．

特集/ロービジョンケア update

Ⅲ．疾患ごとのロービジョンケア
網膜色素変性患者のロービジョンケア

石子智士*

Key Words : 遮光眼鏡(filter glasses)，ルーペ(loupe)，拡大読書器(closed-circuit television)，ICT 機器(information and communication technology device)，心理的ケア(mental care)

Abstract : 網膜色素変性では，徐々に夜盲，視野障害，羞明，視力障害，色覚障害を呈するため，それぞれの自覚の程度によりニーズが変化する．また，年齢，性別，職業，趣味，家庭環境によってもニーズは異なるため，患者ごとにこれらを加味したロービジョンケアが重要である．加えて，将来必要となるケアもあるため，その時点のニーズ以外に対するケアについても具体的な情報提供が好ましい．

本稿では，網膜色素変性患者のロービジョンケアとして，羞明，読み書き，歩行，日常生活に対するケアに関して解説した．どのケアにおいても，網膜色素変性は進行性の疾病であること，そして黄斑部に障害が及べば明るさによって視機能が変化することを考慮することが重要である．

さらに，病名の告知の際には，同時に心理的なケアが必要である．一般的な疾病に関する説明だけでなく現状と将来的な話を交えて説明し，社会福祉制度に関しての情報提供まで行うことが好ましい．

はじめに

網膜色素変性では，徐々に夜盲，視野障害，羞明，視力障害，色覚障害を呈するため，それぞれの自覚の程度によりニーズが変化する．また，年齢，性別，職業，趣味，家庭環境によってもニーズは異なるため，患者ごとにこれらを加味したロービジョンケアが重要である[1〜4]．加えて，将来必要となるケアもあるため，その時点のニーズ以外に対するケアについても具体的な情報提供が好ましい．

網膜色素変性患者のロービジョンケア

1．羞明のニーズに対するロービジョンケア

羞明に対しては遮光眼鏡が用いられる(図 1)．

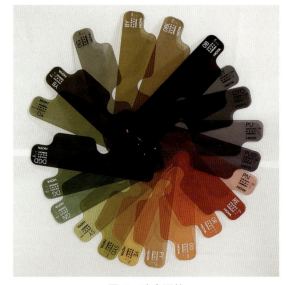

図 1．遮光眼鏡

---

* Satoshi ISHIKO, 〒078-8510 旭川市緑が丘東 2 条 1-1-1 旭川医科大学医工連携総講座，特任教授

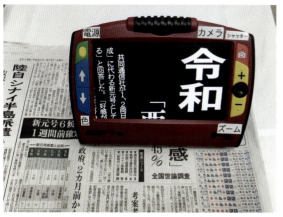

図 2. 携帯型拡大読書器(Ruby HD 7 inch, Freedom Scientific)

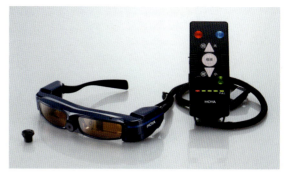

図 3. 暗所視支援機器(MW-10, HOYA)(画像提供：HOYA)

色や透過率を決める際には，色の好みの問題に加え，網膜色素変性の進行に伴い色覚も障害されていくことから個人差が大きい．また，屋内用に関しては自宅での明るさが，屋外用に関しては天気が遮光眼鏡の選択に影響するため，数日間貸し出し実際の生活環境で試用してもらうのがよい．

2. 読み書きに対するロービジョンケア

ルーペなどの光学的視覚補助具の処方にあたっては，視機能を評価して算出した拡大率をもとに，目的に応じて使いやすいものを選んでもらう．拡大読書器は，携帯できる小型の拡大読書器も販売されている(図2)[5]．網膜色素変性は進行性の疾患であるため，拡大読書器を決める際には将来的な使い方を考慮することも必要な場合がある．これらの視覚補助具と罫プレートの併用をすることで，読み書きに有用なこともある．タブレット端末やスマートフォンにもロービジョンエイドとして多彩なアプリがあるが詳細は他稿に譲る[6]．疾病の進行により，黄斑部に障害が生じると，明るさによる視機能の変化は顕著になる[7]．したがって，処方の際には自宅で使用する際の手元の明るさの指導も同時に必要である．

3. 歩行のニーズに対するロービジョンケア

初めて白杖を使う患者には，歩行訓練士と連携して正しい使用方法を取得してもらうのが理想である．足元を照らすライトや長音波ガイドなども併用するとより安全である[8]．また，道案内をしてくれるアプリをスマートフォンにインストールして用いると便利である．明るさの変化に順応するまでに時間がかかるようになるため，明るさの異なる場所への移動の際には注意が必要である．また，網膜色素変性患では夜盲を生じるため夜間の移動が容易ではない．これに対し，最近では眼鏡型の暗所視支援機器(図3)が発売され，以前より安全に夜間の外出が可能となってきた[9]．

4. 日常生活に関するロービジョンケア

同居人の有無により違いはあるものの，移動の手がかりとなる家具などは定位置に置き，障害物を床に置かないなど居住環境の整理は重要である．自動で部屋を掃除するロボット掃除機や音声案内機能のある全自動洗濯機などの家電用品が販売されている．このような商品は日々進歩しているため，患者同士が情報交換できる会や視覚障害者向けイベントの情報を提供し積極的に出かけるよう勧めることは有用である．化粧ができなくなったことで外出をためらう女性に対し，視覚障害が高度でも自分で化粧をする技術もあり，希望者にはそのような情報を提供するのも1つである[10]．

最近では，スマートスピーカーを用いることで，カーテンの開け閉め，エアコンや照明，テレビなどの操作が音声で可能となった．この装置は住人の行動パターンをAI(人工知能)で学習し，長く使うほどより快適になっていくことから，視機能障害が進行しても以前と同じ操作が可能である．

網膜色素変性患者に対する心理的ケア

病名の告知には配慮が必要である．一般的な疾病の説明だけでは，将来的な不安を必要以上に抱

える可能性があるため，告知と同時に心理的なケアが必要である．すべてが失明に至るわけではないなど疾患に関する正確な情報，その時点での視機能の把握と可能なケア，白内障や黄斑変性など今後生じうる合併症[11]とその対策など，現状と将来的な話を交えて説明する．社会福祉制度に関しても，医療ソーシャルワーカーと連携した情報提供が好ましい．近年，再生医療や人工網膜など最先端の治療に関して広く報道されているが[12]~[15]，過剰な期待を持っている患者も少なくない．将来的な治療法として期待が寄せられているもののすぐに応用できるものではなく，現状を把握し今できることを解決していくことが重要であると説明するのが良いと考えている．

文　献

1) 仲泊　聡，山本修一，安藤伸朗ほか：ロービジョンケアの実際，専門医のための眼科診療クオリファイ（大鹿哲郎，大橋裕一総編集，山本修一編），中山書店，2015.
   Summary ロービジョンケア自体のとらえ方から実践まで，眼科医向けの入門書．

2) 山本修一，加藤　聡，吉田雅子ほか：新しいロービジョンケア（山本修一，加藤　聡，新井三樹編），メジカルビュー社，2018.
   Summary 一般の眼科クリニックでのケアから最新の情報まで取り入れた，眼科医と視能訓練を含めたパラメディカルのための入門書．

3) 三浦　玄，山本修一：ロービジョン．あたらしい眼科，**35**(4)：483-491，2018.

4) 仲泊　聡，髙橋政代，三宅　琢ほか：ポイントマスター！ロービジョンケア外来ノート（神戸アイセンター病院編），三輪書店，2019.

5) 日本ライトハウス情報文化センターホームページ：http://www.lighthouse.or.jp/iccb/shops/index_shops/index_items/portable_video_magnifier/

6) 三宅　琢，下田百合奈：ロービジョンケアとしてのデジタルデバイス活用．あたらしい眼科，**35**(5)：625-630，2018.

7) Lei H, Schuchard RA：Using two preferred retinal loci for different lighting conditions in patients with central scotomas. Invest Ophthalmol Vis Sci, **38**(9)：1812-1818, 1997.

8) 日本点字図書館販売サイト　わくわく用具ショップホームページ：http://yougu.nittento.or.jp/

9) 池田康博，村上祐介，中武俊二ほか：眼科のトランスレーショナルリサーチ　網膜色素変性の治療法開発を目指して　これまでの軌跡と未来への挑戦．日眼会誌，**122**(3)：200-222，2018.

10) ケアメイク協会ホームページ：https://caremake.or.jp/

11) Liew G, Strong S, Bradley P, et al：Prevalence of cystoid macular oedema, epiretinal membrane and cataract in retinitis pigmentosa. Br J Ophthalmol, 5 2018.(Epub ahead of print)

12) 栗本康夫：再生医療とロービジョンケア．あたらしい眼科，**35**(5)：617-624，2018.

13) 池田康博：遺伝子治療．あたらしい眼科，**35**(4)：457-462，2018.

14) 神田寛行，不二門　尚：人工網膜のこれまでの開発の道のり．あたらしい眼科，**35**(4)：469-474，2018.

15) 池田華子：薬物治療・創薬．あたらしい眼科，**35**(4)：4475-4482，2018.

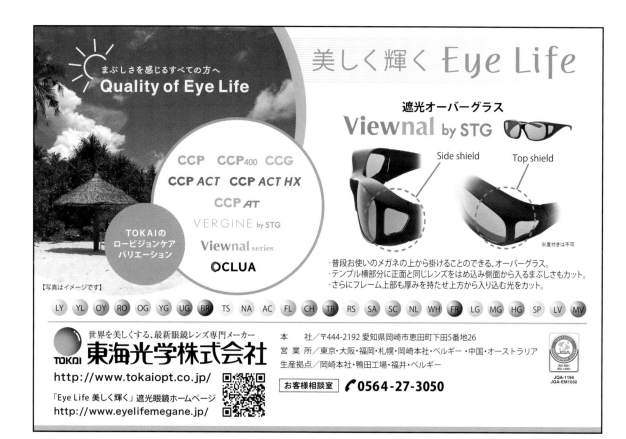

Monthly Book OCULISTA誌 創刊5周年記念書籍

すぐに役立つ 眼科日常診療のポイント
―私はこうしている―

■編集 大橋裕一／村上 晶／高橋 浩

眼科疾患の治療に留まらず、基本の検査機器の使い方からよくある疾患、手こずる疾患などを豊富な図写真とともに詳述！患者さんへのインフォームドコンセントの具体例も多数掲載！若手の先生はもちろん、熟練の先生も眼科医としての知識を必ずアップデートできる一書です！
ぜひお手に取りください！！

▎2018年10月発売　B5判　オールカラー　300頁　定価(本体価格9,500円＋税)

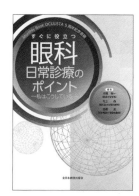

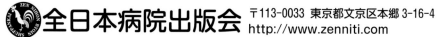

全日本病院出版会　〒113-0033 東京都文京区本郷 3-16-4　Tel:03-5689-5989
http://www.zenniti.com　Fax:03-5689-8030

特集／ロービジョンケア update

Ⅲ．疾患ごとのロービジョンケア
緑内障患者のロービジョンケア

川瀬和秀*

Key Words : 失明原因第 1 位(the first cause of blindness)，ロービジョンケアの導入が難しい(it is difficult to introduce low vision care)，主なニーズは読字，書字，羞明，歩行のケア(the main needs are reading, writing, explanation, walking care)，病型により障害もさまざま(various types of disorders due to glaucoma types)

Abstract : 緑内障は視覚障害の原因疾患の第 1 位であるにもかかわらず，自覚症状に乏しく，障害の進行もゆっくりしているためロービジョンケアの導入が難しい疾患である．このため，診療においては眼圧コントロールと視野障害の維持にとらわれてロービジョンケアまで行われることが少ない．緑内障のロービジョンケアの主なニーズは読字，書字，羞明，歩行のケアである．また，視野障害の部位と程度によりニーズが変わることも多く適切な視機能障害の把握が重要である．また，緑内障の中には視野障害の進行が比較的遅い原発開放隅角緑内障と急性発作を発症する原発閉塞隅角緑内障の他，非常に高い眼圧をきたす発達緑内障や落屑緑内障や糖尿病網膜症などによる血管新生緑内障，ぶどう膜炎に併発する緑内障なども含まれ，それぞれの病型により障害もさまざまである．このため，病状に合ったケアも必要となる．

我が国における緑内障診療の現状

　現在，視覚障害の原因疾患の第 1 位は緑内障である．しかし，年齢別にみると 18～59 歳までは網膜色素変性症が多く，60～74 歳までは糖尿病網膜症が多い．緑内障が最も多いのは 75 歳以上であるが，その割合は約 50％を占めている．残念ながら，緑内障は眼圧下降以外の有効な治療法が確立されていないため，最終的に視覚障害者になってしまうようである．緑内障の中には視野障害の進行が比較的遅い原発開放隅角緑内障と急性発作を発症する原発閉塞隅角緑内障の他，非常に高い眼圧をきたす発達緑内障や落屑緑内障，血管新生緑内障，ぶどう膜炎に併発する緑内障なども含まれ，それぞれの病型に合ったケアが必要である．また，疫学調査では，緑内障の有病率は 40 歳以上の約 5％と高頻度で，日本では眼圧が正常である正常眼圧緑内障が多いため，発見が遅れロービジョンになるケースも稀ではない．しかし，一般的なロービジョン外来でケアされる症例は意外に少なく，報告では黄斑変性症や糖尿病網膜症に続く 2 番目や 3 番目の症例数となっている[1)~3)]．これは，一般的な緑内障では視機能障害の進行が緩やかであり，患者が自然に順応あるいは対応をしているため，不自由さの訴えが少ない．また，緑内障の治療には眼圧コントロールと視野障害の安定化が得られると患者も医師も安心して継続治療に入ってしまうという疾患特異性からくるものであると考えられる．

緑内障の視機能障害とは

　緑内障は緑内障性視神経障害(視神経乳頭陥凹拡大，乳頭出血，神経線維層欠損)とそれに対応する特徴的で進行性の視野障害を有する疾患であ

---

* Kazuhide KAWASE, 〒501-1194　岐阜市柳戸 1-1　岐阜大学大学院医学系研究科眼科学，臨床教授

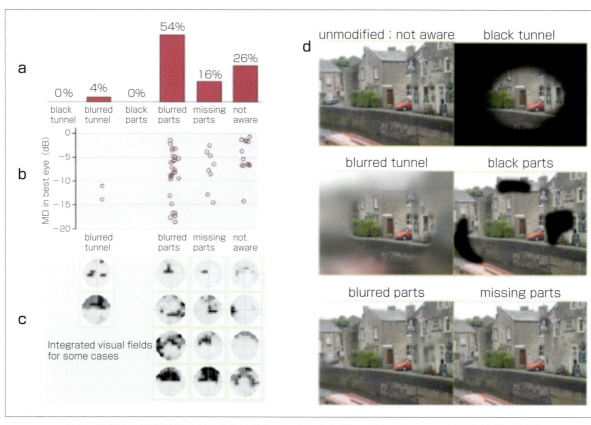

図 1. 緑内障の視野障害はどのように見えているのか？(How does glaucoma look?)（文献 5 より）
緑内障の視野障害は実際には「部分的にかすむ」が最も多く，次は「気が付かない」「部分的に消えている」というものであった．
　　　a：見え方の割合　　　　b：見え方と良い方の眼の視野障害程度　　　　c，d：見え方と実際の視野

る．緑内障に特徴的な視野障害とは，神経線維の走行に一致した上下の水平線で分離される視野障害である．視野障害の形状は，弓状神経線維の障害（傍中心孤立暗点，弓状暗点：Bjerrum暗点，鼻側階段，Seidel暗点）と鼻側放射線維の障害（耳側楔状視野欠損，視野の全体的沈下）から構成される．緑内障性視野障害は自覚症状に乏しく，ゆっくりと進行するため末期になるまで発見されないことが多い．しかし，視野障害が中心部に近づくと急に生活に不自由を感じはじめる．視野検査機器には色々あるが，緑内障では特にハンフリー静的視野計やゴールドマン動的視野計が多く使用されている．ハンフリー静的視野計では，中心 30°（プログラム 30-2）と 10°（プログラム 10-2）の視野を使用する．検査結果において，暗点は黒く表示（グレースケール）される．また，障害程度を示す数値として平均偏差（mean deviation：MD）が用いられる．我々は，MD 値が －5 dB から QOL の低下をきたし，－20 dB を超える頃から QOL が著しく低下すると報告している[4]．また，視野検査では視野の障害部位は黒く表示されているが，実際には「部分的にかすむ」や「気づかない」「部分的に消えている」などの見え方をしている（図 1）[5]．全体的には視野障害により，まぶしさ（羞明）を感じることも多い．さらに視野障害の部位により，読字，歩行，外出，食事などに障害をきたす（図 2）[6]．先ほど述べたように，緑内障性視野障害は特徴的な形状を示す．このため，視野障害部位が上方と下方あるいは中心部と周辺部では不自由さをきたす状況が異なるのである．また，縮瞳薬による暗順応障害や手術後の散瞳や虹彩切除による光視症や羞明など，さまざまな訴えが生じる．最終的に視野障害が中心部に及ぶと視力低下を自覚する．この場合，視野が耳側に島状に残り，偏心視（顔を横に向けて残った視野でものを見る）が必要になる場合もある．

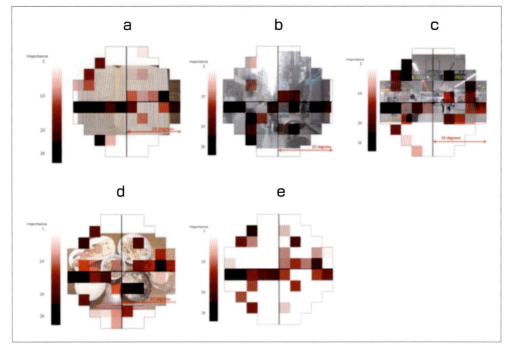

図 2. Vision related quality of life に重要な視野検査点(文献 6 より)
a：読字 30 cm(縦文字)：水平左下，および左上方(行を探すために重要)
b：歩行：5 m 水平＋左下(右側通行では車道の足元を確認)
c：外出：5 m 水平＋上方(信号や標識の確認)
d：食事：40 cm 水平＋下方(複数の小皿による提供のため必要な視野が分散)
e：全体：水平左下(全体としては左下方や左情報の視野障害や右中央の視野障害が関係する)

緑内障のロービジョンケアの特徴

このように，さまざまな苦労をしているにもかかわらず，患者は自分の病気を人に知られないように努力したり，視野障害の進行が遅いので不自由さに順応してしまっていたり，医師が眼圧と視野障害の管理に追われて患者の苦労を理解できない場合も多く，緑内障のロービジョンケアはなかなか行われていない．このため，医師あるいは視能訓練士が診察や検査の時にロービジョンケアが必要な患者を見つけ出すことが大切な疾患である．しかし，眼圧コントロールが不良な場合は緑内障の眼圧下降治療が優先されるべきであり，ロービジョンケアを行う時期は主治医の判断に任せる必要がある．

ロービジョンケアの実際

緑内障患者のロービジョン外来におけるニーズは主に読書，書字，羞明，歩行である(表 1，図 3)[4)5)7)8)]．

①**読字**：緑内障の視野障害により読み速度は低下する．また，緑内障患者の読み速度は視野障害の程度を示す MD 値の低下とともに遅くなる傾向にある[9)]．また，読み障害は読む方向と中心 10°の視野障害の部位とが相関し，縦書き文章で読み障害をきたす症例では，絶対暗点が右上方から左上方に連続して認め，横書き文章では，絶対暗点が左上方から左下方に連続して認めた[10)]．つまり，行替えをする時に行の先頭まで戻ることが困難となるため読み障害をきたすと理解できる．このため，リーディングガイドや黒い定規などにより行替えを補助することにより読字速度が改善する．近年のデジタルデバイスの進歩により拡大読書器やタブレット端末による対応が増加している．

②**書字**：緑内障の視野障害でも中心部の視野障害が進行し，視力低下やコントラストの低下が進行すると，文字を記入する場所が確認できず，指定の場所に適切に記入することが難しくなる．このため，タイポスコープを使用して記入場所を明確にすることで正しく記載することが可能となる．

表 1. 緑内障患者のロービジョンケアの内訳
(n＝75 重複処方あり) 例 (%) (文献 4 より)

補助具	遮光眼鏡処方	32	(42.7)
	タイポスコープ	29	(38.7)
	眼鏡処方	23	(30.7)
	拡大読書器	13	(17.3)
	偏心視・眼球運動訓練	12	(16.0)
	拡大鏡処方	14	(18.7)
訓練	家族の擬似体験	7	(9.3)
	福祉サービス情報提供	11	(14.7)

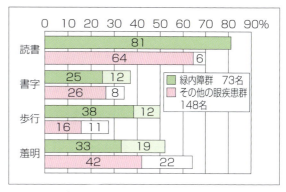

図 3. 緑内障患者のニーズは，読字，書字，歩行，羞明が多い (文献 7 より)
緑内障は他の疾患に比べ読書や歩行困難が多い．

③羞明：先に述べたように，実際には視野障害の部位は暗いというよりも白くかすんで見えることが多い．このため，視野障害が進行すると多くの緑内障患者は羞明を訴える．また，視野障害の部位が中心部に近いと初期から羞明を訴えることも少なくない．このため，遮光眼鏡を処方する．遮光レンズにはさまざまな色と濃度が用意されている．視野障害の程度の他，使用目的・場所によって 1 人の患者でも複数の遮光眼鏡が必要となるため，可能であれば貸し出しによる試用を行い適切な処方を行うことが大切である．

④歩行：視野障害の部位により歩行の困難な場所が異なる．下方視野障害であれば，白杖や杖などによる足元の確認を補助することが可能である．上方視野障害では，室内歩行では手を頭上にかざすことにより障害物を感知する．また，屋外では信号や標識の確認を残存視野により意識的に行う必要がある．

⑤その他：末期の症例には，主要なロービジョンケアの他にも生活や就業に対する不安や福祉サービスの提供が必要な症例も多い．視覚障害者福祉センターや患者団体などの情報提供の準備も必要である．

このように，緑内障は特徴的な障害によりロービジョンケアの導入が難しい疾患と考えられる．また，医師も眼圧コントロールと視野障害の進行に捕らわれて，実際の不自由さを意識していない場合が多い．このため，眼科医のみでなくすべての関係者による意識的なロービジョンケアの介入が大切である．

文　献

1) 稲泉令巳子, 江富朋彦, 戸成匡宏：眼科医を中心とした院内におけるロービジョン外来. 眼科, **52**(11)：1709-1714, 2010.
2) 斉之平真弓, 大久保明子, 坂本泰二：鹿児島大学附属病院ロービジョン外来における原因疾患別のニーズと光学的補助具. 眼臨紀, **5**(5)：429-432, 2012.
3) 林 由美子, 奥村詠里香, 中川拓也ほか：富山大学附属病院におけるロービジョン患者へのアンケート調査結果. 日本視能訓練士協会誌, **42**：191-199, 2013.
4) 浅野紀美江, 川瀬和秀, 山本哲也：緑内障患者の Quality of Life の評価. あたらしい眼科, **23**(5)：655-659, 2006.
5) Crabb DP, Smith ND, Glen FC, et al：How does glaucoma look?：patient perception of visual field loss. Ophthalmology, **120**(6)：1120-1126, 2013.
    Summary　緑内障患者の見え方を示した論文．
6) Murata H, Hirasawa H, Aoyama Y, et al：Identifying areas of the visual field important for quality of life in patients with glaucoma. PLoS One, **8**(3)：e58695, 2013.
    Summary　QOL と視野障害の位置を検討した論文．
7) 張替涼子：年齢と疾患によるケアの特徴. 眼科プラクティス, **14**：154-157, 2007.
8) 河本ひろ美, 柴田拓也, 麓 智比呂ほか：緑内障患者に対する光学的補助具の有効性. あたらしい眼科, **30**(6)：865-869, 2013.
9) Ramulu PY, Swenor BK, Jefferys JL, et al：Difficulty with out-loud and silent reading in glaucoma. Invest Ophthalmol Vis Sci, **54**(1)：666-672, 2013.
10) 藤田京子, 安田典子, 小田浩一：緑内障による中心視野障害と読書成績. 日眼会誌, **110**(11)：914-918, 2006.

特集/ロービジョンケア update

Ⅲ．疾患ごとのロービジョンケア
糖尿病網膜症患者の ロービジョンケア

鶴岡三惠子*

Key Words : 糖尿病網膜症(diabetic retinopathy), 血糖(blood glucose), 介護保険制度(long-term care insurance system), 糖尿病眼手帳(the diabetic eye notebook), 糖尿病黄斑浮腫(diabetic macular edema)

Abstract : 糖尿病網膜症は，治療技術の進歩により以前なら失明に至るような症例でも，ある程度の視力を維持できるようになってきている．しかし，適切な治療を受けずに失明に至ってしまうケースもある．このため，早期診断・早期治療が重要で，内科・眼科の連携が大変重要である．糖尿病眼手帳は内科医と眼科医の協力のもと，患者の意識向上と治療の放置・中断の対策として優れている．血糖コントロールは自己管理が十分に行えるかが重要とされている．高齢者糖尿病の増加に伴い，自己管理が難しい患者には介護保険制度の利用を検討する必要がある．糖尿病黄斑浮腫は糖尿病網膜症の病期のいずれでも生じる．両眼に比較中心暗点が生じ，読み書きの不自由が生じるため，治療と並行したロービジョンケアが必要である．

はじめに

糖尿病網膜症の有病率は低下傾向にあるというメタ解析による報告がある[1]．その一方で，定期的な眼底検査を受けている糖尿病患者は50%程度と少なく，適切な治療を受けずに失明に至ってしまうケースも多いとされ[2]，糖尿病性網膜症の発生率は年に38.3/1,000人，進展率は年に21.1/1,000人(Japan Diabetes Complication Study)[3]と報告されている．

治療では光凝固法，薬物療法，硝子体手術などの治療技術の進歩により，以前なら失明に至るような症例でも，ある程度の視力を維持できるようになってきている．このため，早期診断・早期治療が重要である．

血糖コントロールの現状

外来での血糖コントロールについて，熊本宣言2013が発表されてからはHbA1cは7%未満が目標であった．Kumamoto Study[4)~6)]では，日本人の2型糖尿病患者においては強化インスリン療法による厳格な血糖コントロールにより糖尿病の発症・進展を抑制できることが明らかにされており，血糖コントロールの閾値はHbA1c 6.9%未満，空腹時血糖110 mg/dl 未満，食後2時間血糖値180 mg/dl 未満と示されている．一方で，急激な血糖コントロールにより網膜症が増悪するとの報告(early worsening)[7]もあり注意が必要である．

また，2016年5月に高齢者糖尿病の血糖コントロール目標が発表された(図1)[8]．高齢者糖尿病の増加に伴い，良好な管理のためには自己管理が十分に行えるかが重要とされている．高齢の糖尿病患者が管理不良に陥りやすい虚弱の原因として認知機能障害について視力障害が挙げられる．この

---

* Mieko TSURUOKA, 〒101-0062 東京都千代田区神田駿河台4-3 井上眼科病院

患者の特徴・健康状態[注1)]		カテゴリーⅠ		カテゴリーⅡ	カテゴリーⅢ
		①認知機能正常 かつ ②ADL自立		①軽度認知障害〜軽度認知症 または ②手段的ADL低下,基本的ADL自立	①中等度以上の認知症 または ②基本的ADL低下 または ③多くの併存疾患や機能障害
重症低血糖が危惧される薬剤(インスリン製剤,SU薬,グリニド薬など)の使用	なし[注2)]	7.0%未満		7.0%未満	8.0%未満
	あり[注3)]	65歳以上75歳未満 7.5%未満(下限6.5%)	75歳以上 8.0%未満(下限7.0%)	8.0%未満(下限7.0%)	8.5%未満(下限7.5%)

図 1. 高齢者糖尿病の血糖コントロール目標(HbA1c)(文献 8 より引用)

治療目標は，年齢，罹病期間，低血糖の危険性，サポート体制などに加え，高齢者では認知機能や基本的 ADL，手段的 ADL，併存疾患なども考慮して個別に設定する．ただし，加齢に伴って重症低血糖の危険性が高くなることに十分注意する．

注1：認知機能や基本的 ADL(着衣，移動，入浴，トイレの使用など)，手段的 ADL(IADL：買い物，食事の準備，服薬管理，金銭管理など)の評価に関しては，日本老年医学会のホームページ(http://www.jpn-geriat-soc.or.jp/)を参照する．エンドオブライフの状態では，著しい高血糖を防止し，それに伴う脱水や急性合併症を予防する治療を優先する．

注2：高齢者糖尿病においても，合併症予防のための目標は 7.0％未満である．ただし，適切な食事療法や運動療法だけで達成可能な場合，または薬物療法の副作用なく達成可能な場合の目標を6.0％未満，治療の強化が難しい場合の目標を 8.0％未満とする．下限を設けない．カテゴリーⅢに該当する状態で，多剤併用による有害作用が懸念される場合や，重篤な併存疾患を有し，社会的サポートが乏しい場合などには，8.5％未満を目標とすることも許容される．

注3：糖尿病罹病期間も考慮し，合併症発症・進展阻止が優先される場合には，重症低血糖を予防する対策を講じつつ，個々の高齢者ごとに個別の目標や下限を設定してもよい．65歳未満からこれらの薬剤を用いて治療中であり，かつ血糖コントロール状態が表の目標や下限を下回る場合には，基本的に現状を維持するが，重症低血糖に十分注意する．グリニド薬は，種類・使用量・血糖値などを勘案し，重症低血糖が危惧されない薬剤に分類される場合もある．

【重要な注意事項】糖尿病治療薬の使用にあたっては，日本老年医学会編「高齢者の安全な薬物療法ガイドライン」を参照すること．薬剤使用時には多剤併用を避け，副作用の出現に十分に注意する．

目標値は，心理状況，QOL，社会・経済状況，患者や家族の希望などを考慮し個別に設定するようにされている．転倒・認知症の予防のためにも極力低血糖を避けた血糖管理が重要で，最も健康的なカテゴリーⅠであっても，65〜75歳未満ならHbA1c 6.5〜7.5％未満，75歳以上では HbA1c7.0〜8.0％未満になっている．

自己管理が難しい患者には
介護保険制度の利用を検討

糖尿病網膜症は介護保険の第 2 号被保険者・特定疾患である．40 歳以上 65 歳未満の患者(第 2 号被保険者)も対象となる．要介護認定は，主治医意見書の記載内容に基づき，市町村等に置かれる介護認定審査会が確認を行う．なお，意見書記載にあたっては，必ずしも新たに診察・検査等を行う必要はなく，過去の診療録等を参考に記載することで差し支えない．

また，ロービジョンケアには医療だけでなく，介護保険サービスの利用・福祉関係者(社会資源)との連携が不可欠である．

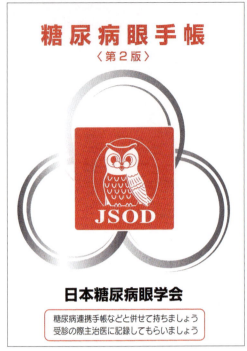

図 2. 糖尿病眼手帳
患者は糖尿病でも目の病気はないと思っている．内科医と眼科医の協力のもと，患者の意識向上と治療の放置・中断の対策として優れている．

を防ぐことができるが，見え方は治療に伴いに変化する．患者自身にとっても糖尿病網膜症による「見えにくさ」の実態がわかりにくい状態である．スマートサイトなどのパンフレットを利用し，社会資源情報を提供するなど，気軽に相談できる環境を整えておくことが必要である．

3. 増殖網膜症

この時期，医師が治療として最初に目指すものは，増殖性変化の鎮静化と失明の予防である．医師から治療に予想される「見えにくさ」をしっかりと説明し，患者の十分な理解を得ることが必要である．汎網膜光凝固術後の羞明については十分な解明はされていないが，遮光眼鏡の装用により羞明が改善することもあることは知っておくべきである．

0.04 未満の視力では光学補助具の限界があり，音声補助具：音声腕時計，音声血圧計，消費カロリー計付音声万歩計，音声体重計，タブレット端末の音声アプリの利用などが好まれる．

4. 糖尿病黄斑浮腫

前述したいずれの病期でも生じる．発症頻度は病気が進行するほど高い．治療として，薬物治療，光凝固，硝子体手術があるが，長期の管理が問題となる．

両眼の黄斑浮腫では，両眼に比較中心暗点が生じる．中心暗点が小さいと，偏心視するようになり，中心視より視力は上がるが，読み進める方向に暗点があると読みづらく，書きづらい．このため，就労の継続に困難が生じるため，治療と並行し，仕事環境の見直しが望ましい．

糖尿病網膜症のロービジョンケア

糖尿病網膜症の病期分類はいくつかあるが，ここでは糖尿病眼手帳で採用されている改変 Davis 分類を用いて，ロービジョンケアを考える．

1. 単純網膜症

この時期，患者の「見えにくさ」の自覚はほとんどなく，患者がロービジョン外来でのケアを必要とすることもほとんどない．

この時期の治療は内科・眼科の連携が大変重要である．糖尿病眼手帳[9]（図2）は内科医と眼科医の協力のもと，患者の意識向上と治療の放置・中断の対策として優れている．普段の診療の中で行うことができるロービジョンケアの視点からも糖尿病眼手帳を活用すべきである．患者が「見えにくさ」を訴える前から糖尿病網膜症に対する意識を高めていくことが必要である．

2. 増殖前網膜症

この時期の患者の「見えにくさ」は変動がある．適切な血糖コントロールと眼科治療によって進行

文 献

1) Yau JW, Roger SL, Kawasaki R, et al：Global prevalence and major risk factor of diabetic retinopathy. Diabetes Care, **35**：556-564, 2012.
   Summary 糖尿病網膜症に関する多施設，約 23,000 人の総合的メタ解析．
2) 山本正彦，曽根博仁：糖尿病の疫学．MB OCULL, **6**：1-9, 2018.
3) Kawasaki R, Tanaka S, Tanaka S, et al：Inci-

dence and progression of diabetic retinopathy in Japanese adults with type 2 diabetes：8 year follow-up study of the Japan Diabetes Complications Study(JDCS). Diabetologia, **54**：2288-2294, 2011.

4）Ohkubo Y, Kishikawa H, Araki E, et al：Intensive insulin therapy prevents the progression of diabetic microvascular complications in Japanese patients with non-insulin-dependent diabetes mellitus：a randomized prospective 6-year study. Diabetes Res Clin Pract, **28**(2)：103-117, 1995.

5）Wake N, Hisashige A, Katayama T, et al：Cost-effectiveness of intensive insulin therapy for type 2 diabetes：a 10-year follow-up of the Kumamoto study. Diabetes Res Clin Pract, **48**(3)：201-210, 2000.

6）Shichiri M, Kishikawa H, Ohkubo Y, et al：Long-term results of the Kumamoto Study on optimal diabetes control in type 2 diabetic patients. Diabetes Care, **23**(Suppl 2)：B21-B29, 2000.
Summary Kumamoto Study 10 年の解析から糖尿病の至適コントロールを示した.

7）The Diabetes Control and Complications Trial Research Group：Early worsening of diabetic retinopathy in the diabetes control and complications trial. Arch Ophthalmol, **116**：874-886, 1998.

8）日本老年医学会, 日本糖尿病学会：高齢者糖尿病診療ガイドライン 2017, 南江堂, pp. 43-48, 2017.

9）堀 貞夫：糖尿病網膜症の治療戦略. 日眼会誌, **114**：202-216, 2010.
Summary 糖尿病眼手帳が糖尿病患者管理において放置・中断対策に大きな意味をもつことを示した.

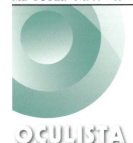

特集／ロービジョンケア update

Ⅳ. ロービジョンケアを始めよう，広めよう

視覚障害者に対しての援助（支援）方法総論

山田信也*

Key Words： 自立訓練(independence training)，機能訓練(training course for independent livng)，個別支援計画(individual support plan)，アセスメント(assessment)，モニタリング(monitoring, check for plan)

Abstract： 広義な視覚障害者に対する援助方法は，日常生活・社会生活・経済生活におけるさまざまな側面において必要最低限かつ合理的な配慮を伴った支援と言える．援助，支援を考える場合には，直接的援助と間接的援助を明確にすることで，具体的な援助方法について取り組むことができる．

まず直接的援助として考えられることは，視覚障害者支援施設等で行われている自立訓練（生活訓練，機能訓練）における日常生活技術向上のための訓練等である．白杖を用いて，地域で普通に生活するレベルから，公共交通機関を自由に使いこなし全国どこでも単独歩行できるための歩行訓練，メール，趣味やインターネットショッピングのレベルから，継続雇用，復職に向けての音声活用まで ITC を用いた訓練など多岐にわたっての支援がある．

間接的援助は，地域で普通に生活ができるよう社会資源の活用や関係機関との連携，就労・就学支援など幅広くある．

自立訓練を軸にして

自立訓練（機能訓練）は「障害者の日常生活及び社会生活を総合的に支援するための法律（障害者総合支援法）」や厚労令 172 号（平成 18 年 9 月 29 日）等に基づいて，自立訓練（機能訓練）のサービスについて規定されている．

対象者は，地域生活を営むうえで身体機能，生活能力の維持・向上のため一定の支援が必要な身体障害者または難病等対象者とされ，障害者支援施設，障害福祉サービス事業所，障害者の自宅に訪問して行われる理学療法，作業療法その他必要なリハビリテーション，生活に関する相談および助言，その他必要な支援を行うこととされている．

自立訓練は，機能訓練と生活訓練の 2 種類があり，機能訓練は身体障害者，生活訓練は知的障害者，精神障害者と区分され，いずれの方々も，地域で普通に日常生活を送ることができるように訓練するのが原則である．

機能訓練では，身体機能や生活能力の維持・向上のために必要なリハビリテーションを含む訓練があり，時期に応じた適切で効果的な訓練を実施することとなっている．したがって，理学療法士・作業療法士などを置くことができない場合は，日常生活を営むのに必要な機能の減退を防止するための訓練を行う能力を有する看護師，その他の者を機能訓練指導員として読み替え，生活支援員とともに職員の配置が決められている．

訓練形態は 3 種類．施設入所による，通所による，訪問による訓練があるが，施設入所による自立訓練を実施している施設は全国に数えるほどし

* Shinya YAMADA, 〒819-0165　福岡市西区今津 4820-1　国立障害者リハビリテーションセンター自立支援局福岡視力障害センター

かない.

訓練期間は，原則18か月以内だが，国立障害者リハビリテーションセンター自立支援局福岡視力障害センター(以下，福岡センター)では，7割の利用者が5か月以内に所期の目的を達成し終了している.

福岡センターの最近5年間の自立訓練(機能訓練)における最終帰結は，就労継続・原職復帰が1/4，新規就労・進学が1/4，就労移行支援(養成施設)が1/4，家庭復帰等が1/4になっている.

さらに，障害者総合支援法では，利用者が地域において自立した日常生活または社会生活を営むことができるよう地域に戻った際に一定期間，定期的な連絡，相談等を行うことが規定されていることから，障害者相談支援事業所，公共職業安定所(ハローワーク)，障害者職業センター，障害者就業・生活支援センターなどとの連携を行っている.

また，学齢期の15歳以上の生徒の場合，児童相談所の所長の裁量により，福岡センターの自立訓練(機能訓練)を利用することができ，普通高校に在籍しながら効果的に学習するために必要な技術習得を目指し，春休み，夏休み，冬休み期間を活用して訓練を実施している.

支援を受けるための手続き

支援を受けるには，市町村の障害福祉関係課に出向いて，障害者支援区分の認定を受け，障害者相談支援事業所でサービス等利用計画書を作成，各市町村の審査会で了承されたうえで，福祉サービス受給者証を発行されたのち，施設と契約するというステップを踏む必要がある．視覚障害者当事者にとって，申請から利用開始までの手続き期間が3か月程度かかるため，この調整作業が面倒なこととなる.

そこで，原職復帰，継続雇用を考えている場合は，早め早めに手続きを行うよう促すとともに，利用したい施設に連絡し協働することが大切になる．福岡センターがかかわっても，利用開始まで

最短1か月の期間がかかるので，早く訓練を受けたい利用者に対しては，身体障害者手帳申請と障害支援認定区分，サービス等利用計画書を相談支援事業所に速やかに立ててもらうか，セルフプランの作り方をアドバイスしている．市町村の障害福祉担当部署や相談支援事業所と連携することが，早期の訓練開始へとつながることは言うまでもない.

なお，通所訓練の場合は，必ずしも障害支援区分については必要でなく申請後利用開始までの期間が短い場合もある.

自立訓練の内容

福岡センターでは，歩行訓練，ICT訓練(PC，IC recorder，PLEXTALK，Tablet)，ロービジョン訓練，点字訓練，感覚訓練，日常生活訓練(家事・調理)などを実施している(図1).

1．歩行訓練

就労においては，自宅から勤務先，勤務先から取引先に単独でかつ安全に歩行することは必須の条件である．社屋内での安全な移動，白杖や盲導犬使用による屋外歩行，各種公共交通機関の利用，薄暮時や夜間時の安全な歩行ができるように訓練を実施している.

ロービジョン者に対しては，視野と距離の関係，自然・人工環境の中でのコントラストなどの活用など多岐にわたっての訓練を実施する．また，バスの行き先表示，鉄道の路線図，ピクトグラム，信号機の確認などでは，視覚補助具を用いた訓練(単眼鏡，電子デバイスなど)も実施する.

2．ロービジョン訓練

福岡センターでは，視覚機能のアセスメント，とりわけ視野の意識化とeye movement訓練を徹底している(図2)．視野の意識化とは，近用カレンダー法を用いて，利用者自身が自ら見える範囲と見やすい範囲の隈取りをすることで，どの範囲を優先的に用いているかを自覚し，それを基に生活シーンに合わせた光学補助具，非光学補助具の評価，選定，訓練を実施している(図3).

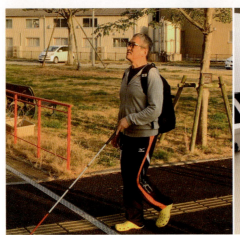
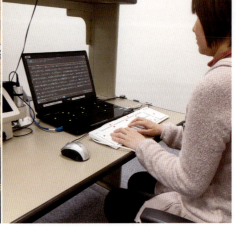

図 1. 就労に不可欠な二大訓練　　　　　　　　　　a｜b
　　　a：歩行訓練
　　　b：PC 訓練

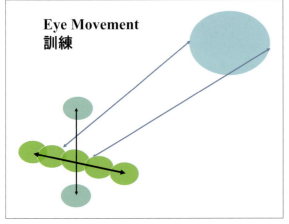

図 2. Eye movement 訓練

　Eye movement は，3 つの要素から構成され，smooth pursuit eye movement, saccadic eye movement, jump convergence で，これらは，後天的に獲得する眼の動きである．私たちが日常生活を円滑に行ううえで体得すべきものであり，見たい視対象を素早く発見し固視する技術としての spotting 法，全体を把握するように視対象を探索する技術としての scanning 法，静的視対象を凝視，追視する技術としての tracing 法，動的視対象を凝視，追視する技術としての tracking 法を支えるものである．特に，後天的に獲得した文字，漢字，数字，アルファベットなどの場合，欠損した部分があればすぐに気づくことができる．福岡センターでのロービジョン訓練では，歩行，日常生活，コミュニケーション技術等の核として実施している．さらに，ICT 機器(PC, iPad)や拡大読書器，書見台，電気スタンド等々の必要不可欠なアドバイスを行い，原職復帰や新規就労，復学の際など，利用者の要請に応じて環境調整を行うなどの工夫をしている．

3．コミュニケーション訓練

　ICT 機器を用いて，仕事や学習，コミュニケーション手段や情報収集の手立てなど，幅広く必要な知識や技能を習得するための訓練を実施している．特に視覚に障害がある場合には，音声による画面読み上げソフトの活用による事務的作業の効率化，画面拡大のための拡大ソフトなどを用いた訓練を実施している．

　また，タブレット等を用いた情報収集や，PDF ファイルを内蔵する音声エンジンで読ませる方法等，幅広い活用方法を支援している．福岡センターでは ICT 訓練とロービジョン訓練を融合させて，実際の職場環境や学習環境を想定した訓練も実施している．

4．日常生活訓練

　身の回りのことはもちろん，家事管理や調理，清掃や整理整頓の仕方など，家庭生活や勤務先で必要な知識，技術，工夫の仕方などの習得を図ることに取り組んでいる．例えば事務作業を効率に行うための便利グッズ，触覚や音の感覚を活用した調理訓練など，生活シーンに合った工夫の仕方を取り上げ実施している．

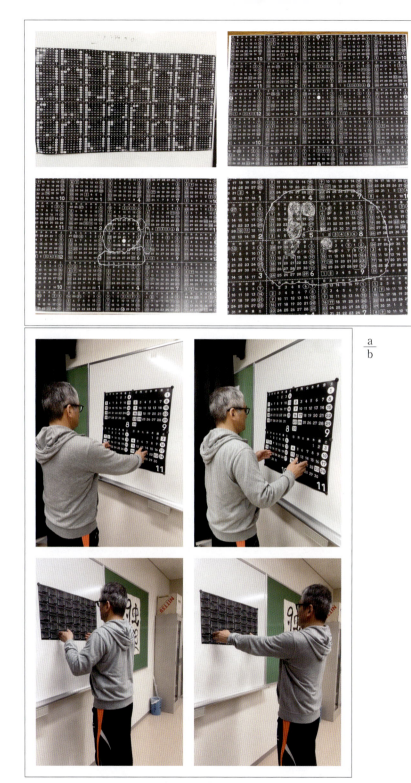

図 3. 山田式カレンダー法
a：近用カレンダー法とプロット．利用者自身が見える範囲と見やすい範囲の隈取りをする．
b：遠用・近用カレンダー法利用一例

5．学習支援

福岡センターでは，15歳以上の学齢期の生徒が急激な視力低下や視野障害を起こした際に，利用者が普通校での学習を希望した場合，学習に必要な道具の選定や効率的な使用方法について支援している．

6．マインドフルネス

ストレス低減法としてのマインドフルネス呼吸法を訓練に取り入れることで，訓練に対する集中力を高めるとともに，人間関係での軋轢を低減することを目指して訓練を実施している．

7．情報提供

福祉制度，労働支援制度などの情報や生活必需用品の紹介，制度や地域にある社会資源の活用の仕方など，日常生活，社会生活を送るうえでの必要な情報提供を行っている．

大切なリハビリテーションマップとしての個別支援計画書

さて，自立訓練（機能訓練）では，利用者に対して施設障害福祉サービスを提供するにあたって利用者との間で個別支援計画書を作成，それに基づいた訓練を実施することになっている．以下のような流れで支援サービスを実施されていることを理解しておくことが大切である．

①利用者の置かれている環境および日常生活全般の状況等の評価を行い，希望する生活および課題等の把握「アセスメント」を行う．そのうえで，自立した日常生活を営むことができるように適切な支援内容の検討をする．

②アセスメントは，面接の趣旨を利用者に対して十分に説明し，理解を得たうえで行い，実際に課題を出して確認するなど丁寧に評価することで，質の高いサービス提供に結びつくように取り組むことが多い．

③アセスメントおよび支援内容の検討結果に基づき，利用者およびその家族の生活に対する意向，総合的な支援の方針，生活全般の質を向上させるための課題，施設障害福祉サービスごと

の目標およびその達成時期，施設障害福祉サービスを提供するうえでの留意事項等を記載した施設障害福祉サービス計画の原案を作成する．その際，保健医療サービスまたはその他の福祉サービス等との連携も視野に原案を立て，担当者等を招集して行う会議を開催，訓練計画の内容について意見を求めることもある．

④そのうえで，施設障害福祉サービス計画の原案の内容について利用者またはその家族に対して説明し，文書により利用者の同意を得て訓練を実施する確認を行う．

⑤確認後，福岡センターでは支援決定会議を行い，センターの方針を決定，利用者に対して文書にて施設障害福祉サービス計画を相互間でとりかわして訓練に入る．

⑥施設障害福祉サービス計画の実施状況の把握（継続的なアセスメントを含む．以下，モニタリング）を行い，少なくとも3か月に1回以上施設障害福祉サービス計画の見直しをする．訓練が計画の通りスムーズに進んでいるか否か確認し，必要に応じて，モニタリング期間を短縮して計画の変更を行う．

⑦モニタリングにあたっては，利用者およびその家族等と訓練の内容，進捗状況等を話し合い，実を取るようにしている．

自立訓練（機能訓練）では利用者一人ひとりの目的や進路等に合わせた訓練を行うとともに，利用者のモチベーションの維持・向上に向けてさまざまな社会資源の活用も行っている．

就労継続・原職復帰ケースでは，企業の規模，直属の上司の意向，休業保障等さまざまな制約があることから，電話等で本人とアセスメントを行い，必要な訓練に的を絞って1週間から3か月の間で実施することとしている．また，1か月のうち2週間企業に出社，2週間福岡センターで入所訓練を数か月にわたって実施する場合や，週1回福岡センターで研修という形で半年間訓練するなど工夫している．

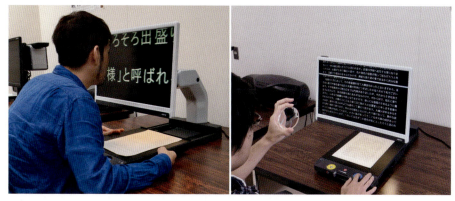

図 4. 拡大読書器の使用方法
a：一般的な拡大読書器活用
b：視野狭窄時の拡大読書器活用

訓練については,「障害者支援施設は 15 歳以上の者で理学療法,作業療法その他必要なリハビリテーション,生活等に関する相談および助言その他の必要な支援を行うとともに就労を希望する 65 歳未満の障害者で雇用されることが可能と見込まれる者に対して,生産活動,職場体験その他の活動の機会の提供その他の就労に必要な知識および能力の向上のために必要な訓練,求職活動に関する支援,その適性に応じた職場の開拓,就職後における職場への定着のために必要な相談その他の必要な支援をすること」となっている.

そのため,福岡センターも中途視覚障害者の就労として,あんま・マッサージ,はり,きゅうの三療で生活すること,企業におけるヘルスキーパーなどの職業につけるよう就労移行支援(養成施設)にて 3 年間の訓練を実施している.

また,ICT などの事務処理も含め,PC を活用して新たな環境の中で就労するためには,職業訓練施設に移行するための,単独歩行,ICT の基礎訓練などを実施したうえで,職業訓練施設に結びつけるため,自立訓練(機能訓練)を新たに学ぶことが必要になる.

新規就労や継続雇用を希望する利用者に対しては,職場に導入可能な機器類についても本人と話し合いをし,職場環境の調整も視野に入れて,仕事のしやすい環境を訓練時から想定することとしている.例えば,拡大読書器(図 4)と ICT 機器を机の上に置くとなると場所をとる.そこで,携帯型拡大読書器や iPad とアームの組み合わせにす

ると企業が導入しやすい場合がある.

作業する場所の照明,窓の位置,カーテンかブラインドか,その有無なども考慮することが大切である.そのため,環境調整のためのさまざまな提案もする.

継続雇用,復学,企業内マッセラーを目指す場合は,読み速度は,150～200 字/分,PC での文書作成では,漢字仮名交じり文を 300～400 字/10 分程度を目安としている.実際の訓練では,個人差はあるが,3 か月程度の訓練で読み速度は 200 字～400 字/分,PC の文書作成では,400 字～600 字/10 分くらいが標準的に達成される数値で,職業訓練施設へ移行するうえでスムーズとなる.

ただ注意しておくべきは,職業訓練施設は,あくまでも職業訓練が主なため,歩行訓練や日常生活訓練は実施されない.したがって,原職復帰,復学等を目指す場合は,職業訓練を受ける前に,まず自立訓練(機能訓練)で行っておくことが大切になる.

次に,安全な通勤が大前提である.企業は通勤途上での,また,職場内での転倒などによる事故による労災を極端に嫌がることから通勤や職場内での移動について安心できる担保が必要となる.

単独で,既知・未知の環境下の歩行を十分にできるためには,80～120 時間程度の歩行訓練が必要である.期間的には 4～6 か月程度が目安.もちろん,保有視覚の状況にもより,1 か月程度で済むこともある.

ただし,制度上,「生活訓練」の対象は主に知的

障害・精神障害を伴った障害者の地域生活の家庭生活に限局されがちで,「機能訓練」は,リハビリテーションの要素が強いことがポイントである.

また,介護給付のシステムにない訓練プログラムが障害者総合支援法の中に用意されているので65歳以上の高齢者障害者も利用可能である.

最後に

今回,視覚障害者に対しての援助方法論について,自立訓練(機能訓練)について詳細に述べた.地域で普通に暮らすうえでも,就労・就学においても,まず自立することが望まれるが,地域格差が大きく,実際に能力が高いにもかかわらず,自宅に引きこもるケースも多い.これは,機能訓練が十分に受けられない結果である.そこで,自立訓練(機能訓練)施設等の利用が望まれる.そのためにも,法律的な流れとともに,訓練内容等を把握したうえで,紹介していただければ幸いである.

特集/ロービジョンケア update

IV. ロービジョンケアを始めよう，広めよう
地域や病院でのロービジョンケア

斉之平真弓*

Key Words： ロービジョンケア（low vision care），視覚障害（visual impairment），視覚リハビリテーション（visual rehabilitation），ニーズ（needs），質問票（questionnaire），視覚補助具（visual assistive devices）

Abstract： 地域や病院でロービジョンケアを始めるためには，3つのポイントがある．1つめは病院の担当スタッフが誰でも，簡単にロービジョンケアを実施できるように，ロービジョンケアの手順を作成しておくこと．2つめは地域の福祉施設や教育機関などと連携をとるために，ロービジョンケアネットワークを構築しておくこと．3つめは勉強会や研修会を利用し，ロービジョンケアの知識や情報を常にアップデートしておくことである．

はじめに

緑内障や網膜色素変性等の慢性疾患が視覚障害の上位を占める我が国では，超高齢社会が加速し，今後も患者数が増加することが予測されている[1]．さらに，2018年7月に視覚障害認定基準が改正され，視覚障害認定者数の増加も見込まれる．したがって，未来の眼科医療は診断，治療に加え，リハビリテーション（ロービジョンケア）が不可欠の時代になってくる．専門家だけがロービジョンケアをする時代から，すべての眼科医，スタッフがロービジョンケアの知識を身につけ実践していく新しい時代である．このパートではどの医療機関でも必要最低限の準備や手順で，ロービジョンケアができる方法を紹介する．自分のできる範囲で，まずは簡単なロービジョンケアから始めてみよう．

ロービジョン外来受診前の準備

現在使用している眼鏡および補助具，そして実際に見たいものや読みたいもの（新聞，雑誌，写真，楽譜，手芸用品等），この3点をロービジョン外来受診時に持参するように，前もって患者に連絡しておくこと．ロービジョンケアの手順にすぐ進むことができ，貴重な外来時間を有効に活用できる．

ロービジョンケアの手順

病院の担当スタッフが誰でも，同じレベルのロービジョンケアを実践できるように，ロービジョンケアの手順を最初に作成しておく（図1）．

1．視力評価

通常の遠見視力測定（5 m），近見視力測定（30 cm）に加え，作業距離での視力測定を行う．例えば，楽譜を見たいのであれば，楽譜を見る距離での視力測定を実施する．同時に，すべての所持眼鏡をチェックし，合っていなければ目的や作業距離（ここでは楽譜を見る目的と距離）を考慮し，適切な眼鏡処方を行う．眼鏡だけで読み書きが困難な場合，補助具処方という次のステップに進むことになる．視野障害を伴うケースでは，遠近累進屈折力レンズの有効領域と保有視機能領域が一致しない場合がある．遠近累進屈折力レンズと単焦点レンズとの装用テストを実施し，見やすいほう

---

* Mayumi SAINOHIRA，〒890-8520 鹿児島市桜ヶ丘8-35-1 鹿児島大学眼科，非常勤講師

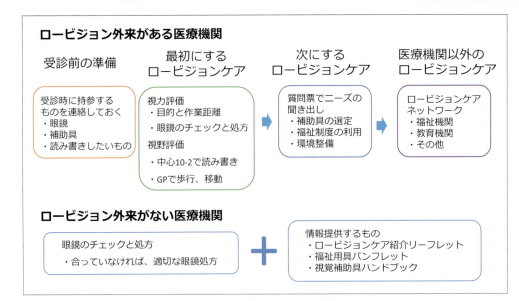

図 1. ロービジョンケアの手順

のレンズを処方する．眼鏡は身体障害者手帳(視力障害)の取得者であれば補装具として支給される．

2. 視野評価

読み書きの状態は静的視野検査(中心 10-2 プログラム)で評価する．半径 3° 以内の中心視野の異常は読み書き困難につながり[2]，拡大鏡(ルーペ)よりも，拡大読書器で読み書きをするほうが効率的である．歩行や移動の状態は Goldmann 視野検査や両眼開放エスターマンテストで評価する．特に下方の周辺視野障害は足元の段差や障害物の視認が難しくなり，歩行や移動に大きく影響する．10° の求心性視野狭窄では，馴染みのない場所での単独移動が困難になる．周囲の状況がつかめず，危険に巻き込まれることも多いので注意を促す．優位眼や眼位の評価も行っておく(図2)．

3. 質問票でニーズの聞き出し

視覚障害者のニーズは読み書きから生活全般まで幅広い．必要最低限の時間で，効率良くニーズを聞き出すためには質問票を用意しておくとよい．質問票には決まった形式はないが，安全性の確認のために「運転の有無」や「ガス器具の取り扱い」は必ず質問項目に含める必要がある．当院で使用している質問票を掲載する(表1)．ロービジョンケアの具体例も含まれ，はい/いいえで回答してもらうだけで，誰でも簡単に適切なロービジョンケアにつなぐことができる．

4. 補助具の選定と福祉制度

視覚障害者の最も頻度の高いニーズは「読み書き」と「羞明」である．代表的な補助具はルーペ・遮光眼鏡・拡大読書器の3つである．ルーペは1.5～10倍くらいまでの幅広い倍率があり，最初の1本を揃えるなら，3.5倍ぐらいの LED ライト付き手持ちルーペをお勧めする．私見だが，3.5倍ぐらいのルーペでも見えない患者は，拡大読書器のほうが安定して読み書きをすることができることが多い．実機を使用することが最も重要なので，予算があれば据置型の拡大読書器と遮光眼鏡のトライアルキットを外来に備えておきたい(図3)．その他の補助具として，黒い囲みで読み書きしたい部分を強調する「タイポスコープ」がある．厚い黒画用紙で数個作成しておき，署名等の具体的な使い方を教えながら配布すると喜ばれる(図4)．さらに余裕があれば，「補助具の選択と便利グッズ」のページを参考に，予算に合わせて準備していただきたい．眼科外来にある検眼レンズセットは眼鏡型ルーペ(ハイパワープラスレンズ眼鏡)の処方に使用できる．身体障害者手帳の取得者や「難病」「指定難病」申請者であれば，「日常生活用具」や「補装具」として給付される補助具がある．自治体

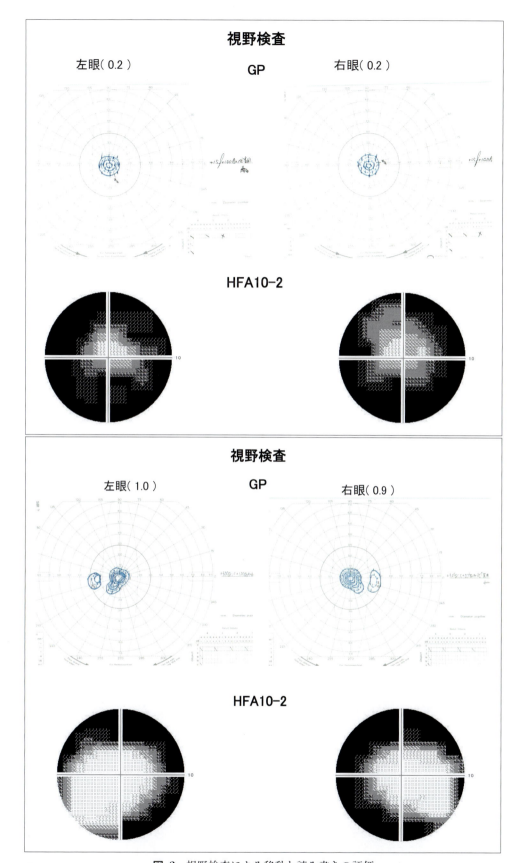

図 2. 視野検査による移動と読み書きの評価
a：47 歳，女性．網膜色素変性．GP にて求心性視野狭窄，慣れない場所での移動は困難である．HFA10-2 にて，中心 3° 以内に暗点があり，ルーペによる読み書きは難しく，拡大読書器を勧めた．
b：74 歳，男性．網膜色素変性．GP にて求心性視野狭窄，慣れない場所の移動は困難である．HFA10-2 にて中心 3° 以内に暗点はなく，読み書きには全く困難はない．
GP：Goldmann 視野検査，HFA：Humphrey 視野検査

表 1. ニーズの質問票

		質問票		年　月　日	主治医(　　　　　　)担当(　　　　)
診断名(GL・DR・RP・AMD　　　　)			ID		名前
身体障害者手帳　　級(視力・視野)　無・申請希望			職業		障害年金　有　　　　無・申請希望
(指定)難病　　有　　　　　　　　無・申請希望			遠見視力　RV(　)LV(　)　近見視力　RV(　)LV(　)/(　)cm		
眼鏡　無・有　　遠用単焦点・近用単焦点・遠近両用			遮光眼鏡　　無・有		
来院の動機		読み書き・夜盲・羞明・移動・補助具・日常生活・学業・就労・身障手帳・障害年金・介護保険・遺伝相談・その他			
家族構成・患者会・その他		独居・家族(　)人暮らし			
病気の理解度		ほぼ理解できている・理解しているところもある・まったく理解できていない			
使用中の補助具		ルーペ・拡大読書器・単眼鏡・白杖・その他(　　　　　　　　　　　　　　　　　　　　)			
夜盲		夜間の外出はできますか	はい/いいえ	フラッシュライト・同行援護サービス	
羞明	屋外	手をかざした方が見やすいですか	はい/いいえ	屋外にて遮光眼鏡トライアルキットでカラー選定	
		天気の良い日は信号の色がわかりにくいですか	はい/いいえ	遮光眼鏡(補装具)・サンバイザー・帽子・日傘	
	室内	テレビの画面は白っぽく見えませんか	はい/いいえ	室内にて遮光眼鏡トライアルキットでカラー選定	
		パソコンの画面は見づらい時はないですか	はい/いいえ	遮光眼鏡(補装具)・サンバイザー・帽子	
歩行・移動		室内や知っている所を歩くことができますか	はい/いいえ		
		屋外や知らない所を歩くことができますか	はい/いいえ	高コントラスト環境調整・日常生活訓練	
		段差がわかりますか	はい/いいえ	白杖(補装具)・歩行訓練・同行援護サービス・眼球運動トレーニング	
		人や物にぶつからずに歩けますか	はい/いいえ		
		白杖の歩行訓練は受けたことがありますか	はい/いいえ		
見え方(近方)		新聞を読むことはできますか	はい/いいえ	眼鏡調整・ルーペ・拡大読書器(日常生活用具)・眼鏡型ルーペ(補装具)	
		手紙や書類を読み書きできますか	はい/いいえ	タイポスコープ・デスクライト・書見台・タブレット端末	
		パソコンを使っていますか	はい/いいえ	拡大ソフト/音声パソコンソフト(日常生活用具)	
見え方(遠方)		テレビを見ることはできますか	はい/いいえ	眼鏡調整	
		人の顔がわかりますか	はい/いいえ	中心暗点あり→偏心視トレーニング	
		駅のサイン(時刻表・トイレなど)は見えますか	はい/いいえ	単眼鏡(補装具)・タブレット端末	
日常生活		車の運転はしていますか(事故歴)	はい/いいえ	無自覚の視野障害あれば説明・運転の危険性指導	
		料理はできますか(ガス器具使用の有無)	はい/いいえ	音声付き電磁調理器(日常生活用具)	
		薬の管理はできますか	はい/いいえ	ピルケースや点眼薬に大文字ラベル・触知シールの貼付	
		携帯電話を使用できますか	はい/いいえ	音声対応電話・アクセシビリティ機能・電話料金の身体障害者割引制度	
		時刻はわかりますか	はい/いいえ	音声時計/触知時計(日常生活用具)	
		硬貨・紙幣の区別はできますか	はい/いいえ	仕分け財布・紙幣硬貨見分け板・コインフォーム	
		爪は自分で切ることができますか	はい/いいえ	爪やすり	
		お化粧/ひげそりはできますか	はい/いいえ	LED照明付き10倍拡大ミラー・化粧身だしなみ訓練	
心理		落ち込むことはないですか	はい/いいえ	心理的ケア・患者会紹介	
		趣味・スポーツ・好きなことはありますか	はい/いいえ	心理的ケア・患者会紹介・視覚障害者スポーツ＆ヨガ	

表 1　続き

フラッシュライト：強力懐中電灯（充電式・電池式）明るさは 140 ルーメン以上を選択
同行援護サービス：外出時の移動支援と情報提供サービス
高コントラスト環境調整：物と背景色とのコントラストを高くし，識別しやすくする
日常生活訓練：歩行訓練士による，調理・掃除・食事などの日常生活の訓練
白杖：盲人用安全杖のこと．折りたためない「直杖」と折りたためる「折りたたみ杖」がある．
歩行訓練：歩行訓練士による，白杖歩行訓練
眼球運動トレーニング：1．追従性眼球運動 (Pursuit eye movement)：対象物を追いかける目の動きのトレーニング，2．衝動性眼球運動 (Saccadic eye movement)：対象物に素早く目を動かすトレーニング
眼鏡型ルーペ：ハイパワープラスレンズ眼鏡のこと．完全矯正眼鏡に＋4.0 D から＋1.0 D ずつ加入していく
デスクライト：頭や手が影にならない位置に，アームが自由に動くタイプを選択する
書見台：机に置き，見やすい角度に調整できる，読字，書字用の台
タブレット端末：iPad に代表される薄型かつ携帯型の情報機器
拡大ソフト：Windows の拡大鏡や文字・画面拡大ソフト (Zoom Text 等)
音声パソコンソフト：画面読み上げソフト（スクリーンリーダー等）
偏心視トレーニング：中心暗点がある症例で，中心窩以外で見る訓練
触知シール：凸凹により，指先の触覚で情報を認識できるシール
音声対応電話：らくらくホン，iPhone/i Pad(Siri のアシスタント機能，Voice Over)，その他
アクセシビリティ機能：i Phone/i Pad に標準装備 (Voice Over，白黒反転機能，フォントの調整，ズーム機能，拡大鏡，画面の読み上げ，その他)．
身体障害者割引：身体障害者手帳の所有者を対象に基本料金，通話料，通信費等を割り引くサービス
紙幣見分け板：簡単サ印ガイド（わくわく用具ショップ）
コインフォーム：6 種類の硬貨を収納できる小銭入れ

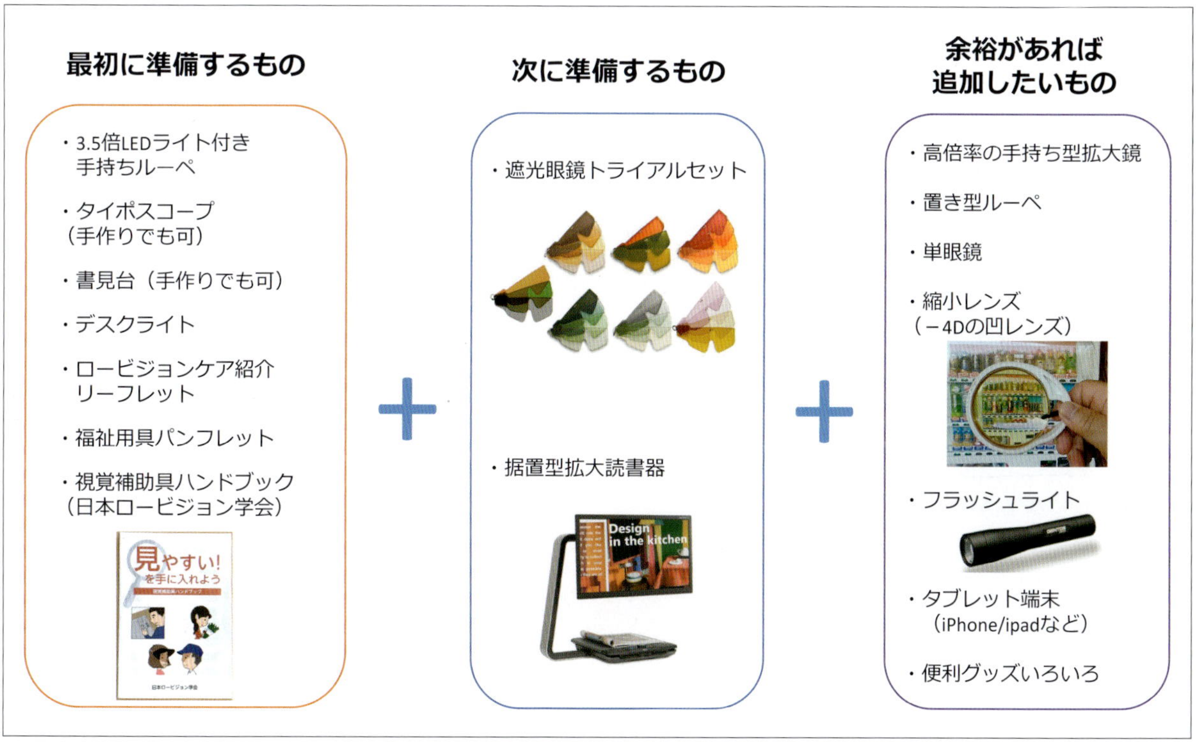

図 3．ロービジョン外来の準備

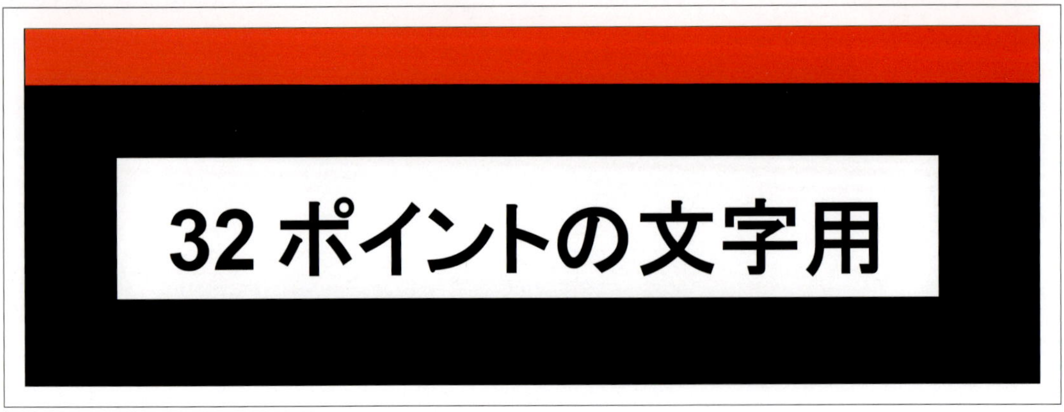

32 ポイントの文字用

図 4. タイポスコープ
横書き用. 32 ポイントの文字用. このまま印刷し厚紙に貼り, 白色部分を切りぬき使用する.

表 2. 日常生活の工夫を入手できるホームページ

ロービジョン支援ホームページ　ファーストステップ
　http://www.shikakuriha.net/
日本点字図書館
　https://www.nittento.or.jp/index.html
日本ロービジョン学会
　https://www.jslrr.org/
視覚障害リハビリテーション協会
　https://www.jarvi.org/
日本盲人会連合
　http://nichimou.org/
日本網膜色素変性症協会(JRPS)
　http://jrps.org/
視覚障害者情報総合ネットワーク(サピエ)
　https://www.sapie.or.jp/cgi-bin/CN1WWW
メルマガ　色鉛筆(いろえんぴつ)
　http://kyosikyo.sakura.ne.jp/contents/read/id/33
視覚障がい者ライフサポート機構 "viwa"
　http://www.viwa.jp/

により支援内容に相違があるため, 地域の福祉制度を最初に把握しておこう.

5. 環境の整備

デスクライトを置くだけでもコントラストが改善し, 読み書きがしやすくなる. 症例によってはライトの明るさが羞明になることがあるため, 明るさと角度を調整できるデスクライトが勧められる. さらに, 書見台を併用すると前屈みにならず, 楽に読み書きができる. 生活用品を定位置に収納し, 整理整頓しておくのがロービジョンケアの環境整備の基本である[3]. 家具用のクッションシールや凸凹のシールなどの触ってわかる工夫や, 自宅でぶつかりやすい場所にはクッション素材の巻き付けも勧められる. 視野狭窄のあるケースで

は, 室内でも常に眼鏡を装用しておくことで, 額や顔の打撲を防御できる. 視覚障害者は情報障害者でもあるので, 入手した日常生活の工夫をどんどん提供していこう. 日常生活の工夫を入手できるホームページ一覧を挙げる(表2).

ロービジョンケアネットワークの構築

視覚への障害は日常生活, 学業, 就労, 歩行や移動, 不安やうつのリスク等[4], 多様な問題を引き起こす. 眼科医療機関をベースにロービジョンケアをスタートしても, 患者のニーズによっては教育機関や福祉機関等の多職種支援が必要になる場合がある. そこで, 各地域のロービジョン関連の社会資源情報を取集し, ネットワークを構築しておこう. すべてのロービジョン関連施設への見学は難しいとしても, できる範囲で顔の見える連携を取っておけば紹介や相談がしやすい. ロービジョン関連施設としては, 行政窓口(福祉窓口, 年金関係), 訓練施設(日常生活・歩行・点字・パソコン訓練), 学校教育(視覚特別支援学校:盲学校, 弱視教育), 就労支援, 当事者団体(日本盲人会連合:日盲連, 認定NPO法人タートル, 日本網膜色素変性症協会 Japanese Retinitis Pigmentosa Society:JRPS, 緑内障フレンドネットワーク, 視覚障害をもつ医療従事者の会:ゆいまーる)等がある[5]. 現在, 全国で普及しているスマートサイト(ロービジョンケア紹介リーフレット)を配布することで地域のロービジョンケア関連情報を簡単に提供することができる[6].

知識のアップデート

視覚障害者が最も欲しい情報は，経済支援に関するものである．身体障害者手帳の認定基準だけでなく，障害年金制度や医療費助成制度，介護保険等，各種書類の情報提供ができるように基本を把握しておこう．例えば，障害年金支援ネットワーク（無料の障害年金相談サービス）の電話番号を伝えるだけでも，大変感謝される．特に，近年はタブレット端末等のICT（information and communication technology：情報通信技術）機器やAI（artificial intelligence：人工知能）による視覚代行の進歩が目覚ましい．院内での勉強会や地域での研究会に積極的に参加し，ロービジョンケアの知識や情報を常にアップデートしておく必要がある．地域で研鑽の機会がないという先生でも，国立身体障害リハビリテーションセンターでの視覚障害者用補装具適合判定医師研修会（医師研）の卒業生になれば，医師研メーリングリストのメンバーになれる．ロービジョンケアで困ったことを1人で抱え込まず，気軽にメーリングリストで仲間に相談できる．また現在は，年に2回，主要学会時に，医師研卒業生の知識アップデートのための「眼科ロービジョン勉強会」を開催している．マニュアルのないロービジョンケアを実践していくと，さまざまな壁にぶつかり，ときにはくじけそうになることもある．そんなときに全国からの仲間と疑問や悩みを共有することが心の支えになり，ロービジョンケアを継続していく活力になる．

ロービジョン外来がない医療機関

ロービジョン外来がない医療機関であっても，所持眼鏡のチェックと適切な眼鏡処方は一般の眼鏡処方の範囲で可能である．「ロービジョンケア紹介リーフレット」やわくわく用具ショップ（日本点字図書館），福祉用具パンフレット（日本盲人会連合）は無料で入手できる．また，日本ロービジョン学会が作成した，視覚補助具ハンドブック「見やすい！を手に入れよう」（150円）には主要補助具が掲載されているので，備えておくとよい．

おわりに

iPS細胞移植や遺伝子治療等，眼科医療の進歩は飛躍的だが，有効な治療法がない疾患や継続治療が必要な患者はいまだ多く存在する．これからは慢性疾患や障害を持ちながらも，生活の質（quality of life：QOL）を維持し，生き生きと過ごす時代である．ロービジョンケアは患者のQOLを向上させ，豊かな人生に導くシンプルな方法である．すべての眼科医がこのシンプルな方法を身につけ，患者の未来に光を与えることができると信じている．

文　献

1) Morizane Y, Morimoto N, Fujiwara A, et al：Incidence and causes of visual impairment in Japan：the first nation-wide complete enumeration survey of newly certified visually impaired individuals. Jpn J Ophthalmol, 63：26-33, 2018.
   Summary　日本において18歳以上の視覚障害者の年齢，性差，原因疾患，等級を調査した文献.
2) 張替涼子：視野の評価と重要性．新しいロービジョンケア（山本修一，加藤　聡，新井三樹編）メジカルビュー社，pp. 26-35，2018.
3) 仲泊　聡：眼科医療としてのロービジョンケア　ロービジョンケアとは．眼科診療クオリファイ26，中山書店，pp. 2-8，2015.
4) Sainohira M, Yamashita T, Terasaki H, et al：Quantitative analyses of factors related to anxiety and depression in patients with retinitis pigmentosa. PLoS One, 13(4)：e0195983, 2018.
   Summary　網膜色素変性患者において，不安およびうつに関連する要因を定量的に分析した文献.
5) 永井春彦：ロービジョン関連施設と眼科医の関わり方．日本の眼科，89：1217-1220，2018.
6) 平塚義宗：スマートサイト（ロービジョンケア紹介リーフレット）によるロービジョンケア連携システム．日本の眼科，88：1457-1458，2017.

特集/ロービジョンケア update

IV. ロービジョンケアを始めよう，広めよう
スマートサイト

平塚義宗*

Key Words： スマートサイト(SmartSight™)，ロービジョンケア(low vision care)，ロービジョン(low vision)，リーフレット(leaflet)，視覚障害者(the visually handicapped)

Abstract：ロービジョンケア(LVC)へのアクセスが問題となっている．対応策として，いかなる眼科医でもLVC関連情報を必要な患者に提供できるよう考え出されたのがスマートサイトである．スマートサイトはロービジョン患者が悩みに応じた適切な指導や訓練を受けられる相談先情報が記載されたシンプルなリーフレットである．日本眼科医会(日眼医)は地域のLVCネットワーク構築や推進に資する協力について検討するため，2011年ロービジョンネットワーク検討会を発足させた．検討会は日眼医ウェブサイト内にスマートサイトひな形や各地域で運用中の実物を掲載してきた．また，全国会議で周知，スマートサイト作成講習会を実施してきた．結果，2019年3月現在29都道府県にスマートサイトが整備され，講習会には16県からの参加者を得た．スマートサイトの全国展開が現実となりつつある．眼科医療から福祉へのスムースな連携によりLVCへのアクセスが促進されることが期待される．

ロービジョンケア最大の問題はアクセス

　視覚障害のため生活に何らかの支障をきたしている人が，適切なロービジョンケア(LVC)を受けることで心身機能，QOL，活動が改善し，より広範な社会参加，さらには地域社会における共生が推進されることが，LVCのあるべき姿である．しかし，現実には，「ケアを必要としている人がLVCにまで辿りついていない」という，アクセスの問題がLVC最大の問題となっている[1]．特に眼科医から患者へのLVCに関する情報提供の部分に課題がある．視覚障害者に最も身近に接しているのは眼科医である．しかし，実際に眼科医からLVCへの橋渡しはいまだ十分には行われていない．この問題は，紺山らにより1965年には既に指摘されている[2]．当時の国立東京視覚障害センター入所者191名の調査では，眼科医を通し施設を知った割合は9％に過ぎず，病状固定後，入所までに要した期間は3年以上が36％を占めていた[2]．眼科を受診しているにもかかわらず，LVC関連施設まで紹介してもらえない，紹介するまでの時間が非常に長いという指摘はその後も続き[3]，最近の調査でも同様の報告がされている[4]．日本盲人会連合が2016年に650名の視覚障害者を対象に行った調査では，福祉制度の情報源として眼科医からの情報提供はいまだ13％，福祉制度を知るまでの期間は3年以上が32％と報告されている[4]．1965年には紺山らが，「眼疾患に対する我々の治療能力がいまだ万能でない今日，特に高度の視力障害者に対しては，盲人福祉の出発点まで眼科臨床が関与しなければならない[2]」と指摘しているが，この問題は50年経った今でも解決されていない．本来，視覚障害者にとってのLVCの重要性を理解し，LVCへ道案内役になることは，眼

---

* Yoshimune HIRATSUKA, 〒113-8421　東京都文京区本郷2-1-1　順天堂大学眼科，先任准教授

科医の果たすべき役割である．しかし，眼科医は医療から福祉への橋渡しをする部分ともいえるLVC関連の知識に乏しく，また，多忙な日常業務のため，必要な情報を患者に提供できていない．そこで，LVCに関心がない，あるいは関心があってもノウハウを知らない，そこで，多忙な眼科医であってもLVC関連情報を必要とする患者に確実に提供できるよう考え出されたのがスマートサイトである．

スマートサイトとは

スマートサイトとは，ロービジョン(LV)患者が悩みに応じた適切な指導や訓練を受けられる相談先を紹介する簡単なリーフレットである．リーフレットには，近隣のLVクリニックや視覚障害センター，視覚特別支援学校など視覚リハビリに関して相談可能な施設情報が記載され，その1枚のリーフレットを患者に渡すだけで，LVCに関する情報を入手でき，サービスにアクセスしやすくなるということを目指したものである(図1)．眼科医に求められる対応は，対象者を発見しリーフレットを渡すだけであり，個別に関連施設を探したり利用手配を行う手間はかからず，負担を軽減する仕組みとしても有用である[5]．元々は，2005年にアメリカ眼科学会が開始したウェブサイトからダウンロードし利用するLVC関連情報の集合体のことで，ウェブサイト内容全体を含めたプログラムそのものを示す[6]．本コンセプトの日本導入にあたり，便宜上リーフレットそのものを指すことが多くなってきている．スマートサイトという言葉からLVやリーフレットを連想することが困難なため，現在「ロービジョンケア紹介リーフレット」と表現することを推奨されている[7]．日本で最初のスマートサイトは2010年に兵庫県で作成された「つばさ」と名付けられたリーフレットである(図1)．

公益社団法人日本眼科医会(日眼医)公衆衛生部LVネットワーク検討会の活動

日眼医・公衆衛生部LVネットワーク検討会(検討会)は，将来的な日本版スマートサイト構築を目指し，日眼医が地域におけるLVネットワークの構築やその推進をバックアップするうえでどのような協力を行うべきかの検討を目的として2011年6月に立ち上がった．委員には髙橋広，仲泊聡，山縣祥隆のLVC専門家3氏を招き，年に1～2回，意見聴取やアドバイスを得た．委員には2014年から永井春彦，2018年から井上賢治も参画した．検討会発足当時，スマートサイトは全国で5か所程度にしか整備されていなかった．

検討会は2018年9月までに計9回実施され，スマートサイト普及に努めてきた．2013年から日眼医ホームページ内にスマートサイトひな形をダウンロード可能なシステムを提供，同時に，地域で実際に運用されているスマートサイトの実物を掲載してきた．また，日眼医の全国会議である定時代議員会や全国8ブロックを代表した委員の集まる公衆衛生委員会においてもスマートサイトについて情報提供や周知を行った．2017年にはAMED(国立研究開発法人日本医療研究開発機構)から「スマートサイトによるロービジョンケア連携システム構築に関する研究」(研究開発代表者：順天堂大学 平塚義宗，研究開発分担者：日本眼科医会 高野繁)という3年間の研究が採択された．本研究では，地域におけるスマートサイト整備を後押しするため，スマートサイト作成講習会を実施することとなった．対象は，まだスマートサイトが整備されていない都道府県眼科医会の公衆衛生担当者とし，講師は，既にスマートサイトを作成済みである都道府県の作成担当者が務めた．本講習会は日眼医において2018年の6月と9月の2回実施され，16県25名の参加者を得た．さらに，参加者の9割以上からは1～2年以内のスマートサイト整備計画中という回答を得ている．

見えにくい、見えないことで お困りの方へのパンフレット「つばさ」

このパンフレットは、そのような方が適切な指導や訓練を受けられるように、兵庫県下の施設や団体を紹介する目的で作成しました。

本が読みにくい、まぶしくて見にくい、仕事を続けるのが難しい、気持ちが落ち込むなど、どんなことでも、まず下記までご連絡下さい。ご相談内容に応じて適切なロービジョンクリニック、施設、団体を紹介します。

神戸アイライト協会

TEL 078-221-6019　　FAX 078-221-6029
E-mail　kela2009eyelight@ac.auone-net.jp

（電話は火曜日〜土曜日、9：30〜16：30にお願いします）

発行：兵庫県眼科医会、兵庫県視覚障害リハビリテーションを考える会

眼科の先生へ

このパンフレットは視覚障害でお悩みの方が、悩みに応じた次のステップを踏み出せるよう作成されました。

パンフレット内にはどんなことでも、まず相談できる施設をひとつ紹介し、さらに兵庫県下の主要な視覚障害関連施設、団体の情報を掲載しています。

◆両眼とも視力が 0.4 以下の方
◆視野が正常のおよそ半分以下になった方
で大幅な回復の見込みがない方

にお渡し下さい。

「見にくいことで困っている時に利用して下さい」とお伝え下さい。

この頁は切り取ってから手渡して下さい

解　説

SmartSight™ はアメリカ眼科学会（AAO）が開発した視覚障害リハビリテーション（視覚リハ）に関する情報で患者向けと眼科医向けがあります。

患者向けのリーフレットには視覚障害者の生活に役立つヒントと、視覚リハ関連施設が紹介されています。眼科医向けリーフレットには、それぞれの眼科医がどこ迄ロービジョンケアを行うかによって3つのレベルがあり、レベル1は全ての眼科医にロービジョン患者への認識を求めるもので、患者向けのリーフレットが貼付されています。このパンフレット「つばさ」は眼科医向けのリーフレット、レベル1と患者向けのリーフレットを合体させた独自のものです。

表紙に示した条件は概ねロービジョンケアが必要となり始めるレベルです。患者さんがケアを必要とされているかの判断は難しいと思いますが、ロービジョンケアが早期に始められるよう、また将来、必要な場合の情報として活用して頂くために、患者さんとの信頼関係があれば、できるだけ多くの該当者に配布して下さい。

この頁は切り取ってから手渡して下さい

ロービジョンクリニック

県下でルーペやサングラスなどの選定、訓練などをしている眼科を兵庫県眼科医会のホームページの「兵庫県ロービジョンマップ」にまとめて掲載していますので、参考にして下さい。

神戸視力障害センター (078-923-4670)

歩行、音声パソコンやタブレット端末、拡大鏡や拡大読書器などの操作、家事や趣味など、一人一人の見え方や生活シーンに合わせた訓練と手に職をつけたい方のためのあん摩、はり、きゅうの職業訓練を実施する総合支援法に基づく施設です。お気軽にご相談ください。

兵庫県立視覚特別支援学校 (078-751-3291) 神戸市立盲学校 (078-360-1133)

見えにくい、見えないために学習が困難な方のための学校です。幼稚部、小学部、中学部、高等部があります。針灸、あんまの国家資格をめざす職業教育も行っています。なお入学金、授業料は必要ありません。教育相談室では、乳幼児から高齢の方まで、広く相談をお受けしています。

日本網膜色素変性症協会 兵庫県支部 （支部長　野村明紀　(090)3274-4901）

網膜色素変性症の治療法の確立と、患者お一人お一人の QOL（生活の質）の向上を目指して設立された団体で、各種講演会、機器展示会、親睦のためのイベントなどを開催しています。全国組織の団体である通称 JRPS の兵庫県支部です。

神戸アイライト協会

見えにくい（見えない）ことによるお困り事についての相談を専門スタッフがお聴きします。ロービジョンルームでは、いろいろな用具や多くの機器を展示紹介しています。公的サービス・団体の情報提供をはじめ、白杖歩行、音声パソコン、年金、就労等の相談をお聴きしています。他にもイベントの開催、通所施設の運営等を神戸市中央区で行っている特定非営利活動法人です。

きんきビジョンサポート (KVS)

見えにくい・見えない当事者と家族、眼科、リハビリ・補助具等の従事者による NPO です。この多彩なスタッフがさまざまな情報や出会いとふれあいの場を提供します。各種講座と誰でも OK のサロン、30・40代女性や中高年、勤労者などの会を主催し、見えにくさゆえの悲鳴をしっかりと受けとめ、笑顔を取り戻して頂きます。

図 1. スマートサイトの実例
神戸のスマートサイト「つばさ」

スマートサイトの全国整備の現状

2019年3月現在，29の都道府県（1市町村（北九州市）を含む）においてスマートサイトが整備されている．さらに作成講習会受講県は作成準備を整えている．合計で43都道府県となるが，さらに今年度の作成講習会には残りの4県からの参加が確約されている．スマートサイト全国整備がいよいよ視野に入ってきたといえよう．

スマートサイトにより専門的ロービジョン対応の入り口への誘導は確保されつつある．一方で，スマートサイトさえあればLVCは完結するわけではない．長年指摘され続け解決できない問題に対しての1つの有効策に過ぎない．また，スマートサイトは整備されたものの，いまだ十分に有効利用されていないという声も多い．さまざまな課題はあるものの，スマートサイトを通して，眼科医療から福祉へのスムースな連携が促進されることが期待される．

本研究はAMED研究費18dk0310083h0002「スマートサイトによるロービジョンケア連携システム構築に関する研究」の助成を受けた．

文 献

1) 平塚義宗，福田敏雅：ロービジョン・ケア最大の問題はアクセスである．日本の眼科，**87**：499-503，2016.
2) 紺山和一，中島 章，松井新二郎：眼科 Rehabilitation Clinic について．臨眼，**19**：113-129，1965.
   Summary 眼科医からロービジョンケアへの橋渡しが不十分であることを日本で最初に示した文献.
3) 小野浩一，平塚義宗，村上 晶ほか：第57回日本臨床眼科学会 専門別研究会 地域予防眼科．臨眼，**58**：1056-1059，2004.
4) 日本盲人会連合：読み書きが困難な弱視（ロービジョン）者の支援の在り方に関する調査研究事業―報告書―．2016.
5) 永井春彦：ロービジョン関連施設と眼科医の関わり方．日本の眼科，**89**：1217-1220，2018.
6) 永井春彦：ロービジョンへの対応―American Academy of Ophthalmology（AAO）のスマートサイト．日本の眼科，**82**：33-34，2011.
7) 平塚義宗：スマートサイト（ロービジョンケア紹介リーフレット）によるロービジョンケア連携システムの構築．日本の眼科，**88**：5-6，2017.

特集/ロービジョンケア update
IV. ロービジョンケアを始めよう，広めよう
補助具の選択と便利グッズ

山田敏夫*

Key Words : ロービジョンケア(low vision care)，ロービジョン補助具(low vision aid)，光学的補助具(electronic assistive device)，日常生活用具(daily living instruments)，視覚補助具(low vision devices)

Abstract：補助具の選択は，ロービジョン者(児)の日常生活の不自由さ，不便さを把握することから始まる．それを改善するための工夫を一緒に考えることが，適切な補助具の選択に繋がる．また，心のケアをしながら，ロービジョン者(児)が意識していない保有視力・視野を有効に活用させ，あきらめて見ようとしなかった意識を変え，見る意欲を高めてもらうための補助具の選択を行うことが大切である．そして視覚を有効に使用する中から，自己実現を可能とさせる力をつけさせることである．視覚補助具には，レンズ系の光学的補助具とレンズ系ではない非光学的補助具に分類される．光学的補助具は，弱視レンズで総称される拡大鏡，弱視眼鏡，単眼鏡，強度の凸レンズ眼鏡，遮光眼鏡，フレネル膜プリズムなどがある．非光学的補助具には，拡大読書器，文字拡大パソコン，拡大本，拡大コピー，罫線枠(タイポスコープ)，書見台，照明などがある．その他に便利グッズもさまざまある．

はじめに

　視覚補助具にはレンズ系の光学的補助具とレンズ系ではない非光学的補助具に分類される．光学的補助具は，弱視レンズで総称される拡大鏡，弱視眼鏡，単眼鏡，強度の凸レンズ眼鏡，遮光眼鏡，フレネル膜プリズムなどがある．非光学的補助具には，拡大読書器，文字拡大パソコン，拡大本，拡大コピー，罫線枠(タイポスコープ)，書見台，照明などがある．その他に便利グッズもさまざまある．これらの視覚補助具には，適切な屈折異常の矯正がなされた後に選択される必要がある[1)2)]．

ロービジョン者(児)の評価

　補助具の選択を行う前に，通常の病歴以外に日常生活での不自由さについて，具体的に問診を行うことが大事である[3)]．評価には，眼科医をはじめ視能訓練士，家族，必要に応じて教育者，福祉関係者と情報を共有することが望ましい[3)4)]．ロービジョン者(児)の学校，職場，家庭での具体的な様子を知り，その視覚環境を把握し，それを改善する工夫を考えることが，適切な補助具の選択に繋がる．

補助具の選択

1．必要倍率の計算

　文字の読み書きや実際に見ようとするときに必要な視力と，矯正視力の比から倍率を計算する．表1は読みに必要な視力[5)]の目安であるが，例として矯正視力0.1の利用者が新聞を読むために必要な倍率は，0.5(必要視力)/0.1(矯正視力)＝5(倍)と判断する．倍率の選定においては，新標準近見視力表などの近距離視力表も利用できるが，

* Toshio YAMADA, 〒819-0165　福岡市西区今津4820-1　国立障害者リハビリテーションセンター自立支援局福岡視力障害センター，講師

表 1. 読みに必要な視力（文献 5 より）

	活字の大きさ	か な	漢 字
教科書	3 号 (16 P)	0.1	0.2
	5 号 (10.5 P)	0.2	0.3
書籍	5 号 (10.5 P)	0.3	0.4
新聞	8 P	0.4	0.5
辞書	6 P	0.5	0.6

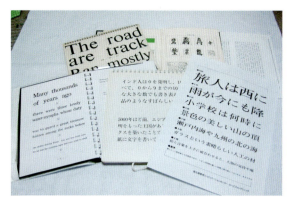

図 1. ロービジョン読書チャート
近距離視力表，職業用視力表，MNRaed，弱視眼鏡トライアルセットに付属している読書チャートなどを利用する．

利用者が見たい実物の書類や書物を見せるなど日常生活から得られる場で評価することが大切である[3]．

2．読書チャートを利用する方法

国立リハビリテーションセンター作成の近見チャートやMNRaed，弱視眼鏡トライアルセットに付属している読書チャートなどを利用することもできる（図1）．倍率決定においては，読みに必要な視力が得られる最小倍率のものを選択する[6]．

3．光学的補助具

光学的補助具には，手持ち式拡大鏡，卓上式拡大鏡，眼鏡式拡大鏡，遮光眼鏡，プリズム，拡大反射鏡，凹レンズ（縮小レンズ），ピンホール，グレアの軽減，コントラストの改善，暗順応の補助等を目的として装用する光吸収フィルタを用いたレンズなどがある．

a）拡大鏡

拡大鏡の型式には，スタンプ式，手持ち式，卓上式，眼鏡式等がある（図2）．

（i）手持ち式拡大鏡

手持ち式の拡大鏡には，携帯性に優れさまざまな場面で手軽に使用できる利点がある．基本的には眼をレンズにできるだけ近づけて見るようにしたほうがよいが，高齢者など水晶体の調節力が劣っているロービジョン者は，眼とレンズの距離を離して使用したほうが見やすい．拡大鏡の倍率は2〜20倍くらいまであり，形状も照明付きのものや折りたたみ式のものなどさまざまある．非球面レンズは，レンズと眼の位置関係で表裏の使い分けの必要があるので注意する．眼から離して見る場合は凸面を眼側に，眼にレンズを近接させて見る場合は凸面を視対象側にする[6]．拡大鏡の持ち方には，利用者の身体の状態や姿勢，眼と手の協応に合わせた安定した持ち方を工夫するとよい（図3）．

（ii）卓上式拡大鏡

卓上式はレンズ焦点を固定する台が付いているので，レンズと資料の距離を一定に保持することができる．拡大鏡に不慣れな利用者や手の震え，疲れやすい高齢者にも使用しやすい．分厚い書物や屈折異常未矯正者，老視がある場合は不向きなこともある[7]．

（iii）拡大鏡ハイパワープラスレンズ

ハイパワープラスレンズ（至近距離眼鏡とも呼ぶ）．視力と視距離は反比例の関係にあるため，見たいものとの距離が1/2になれば，網膜上の像は2倍に拡大される．選定の手順としては，必要な倍率を推定する（MN Read-Jや近点視力表を使う）．必要倍率が2倍以下であれば，遠見矯正値に+4.0 D加入から+1.0 Dずつ加入していく．次に，必要倍率と視力から，レンズ度数を計算する．D（度数）は，必要視力/視力＝M（倍率）×4で求められる．

+6.0 D以上の加入をする場合は輻輳を補助するため，「加入度数+2」のBase in プリズムを付加する．

+12.0 D以上の加入の場合，両眼視は不可能であり，片眼遮蔽（すりガラスなど）単眼視で行う．

b）縮小鏡

（i）縮小レンズ

−4.0 D前後の凹レンズを使用する．レンズ収差を利用して，視界の拡大を得る方法の1つであ

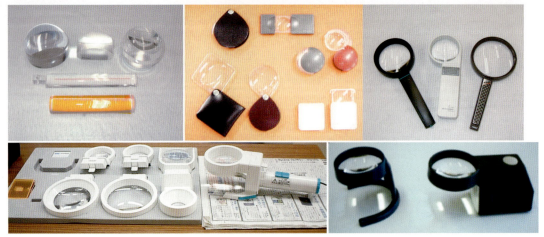

図 2. 拡大鏡の種類
拡大鏡の倍率は2～20倍くらいまであり,形状も照明付きのものや折りたたみ式のものなどさまざまある.
a:スタンプ式　　b:手持ち式　　c, d:卓上式

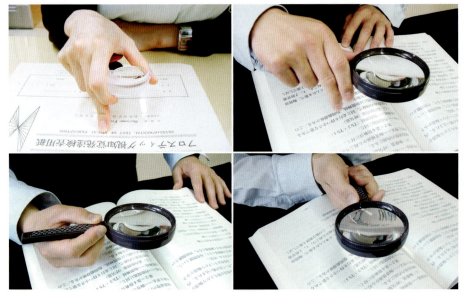

図 3. 拡大鏡の持ち方の例
指を立てる持ち方(a)から,柄付きの拡大鏡であれば,シェークハンド式(b),ペンホルダー式(c),変則ペンホルダーのような持ち方(d)もある.

る.比較的視力のよい視野狭窄の症例に試みる[3].視対象側に凸レンズ+2.0 Dを30 cmくらい前方に掲げ,手前に凹レンズ-4.0 Dを重ね合わせて,凸レンズは動かさずに凹レンズを手前にゆっくり引き付けていくと視対象を拡大することができる(ズームレンズ法).低倍率ではあるが,便利な場合もある.

(ⅱ)逆単眼鏡法

単眼鏡を通常と逆向き,つまり対物レンズを眼のほうに向けて使用する方法である.周辺視をしている患者には難しい.

c)単眼鏡

焦点調節式弱視眼鏡ともいわれている(図4).信号機,バスの行先番号,時刻表,黒板などを見るときに使用する.近用アタッチメントを使用すると読字や書字も可能である.使用するには訓練が必要だが,できるだけ早期から使用訓練を行うほど上手に使いこなすことができる[8].さらに,

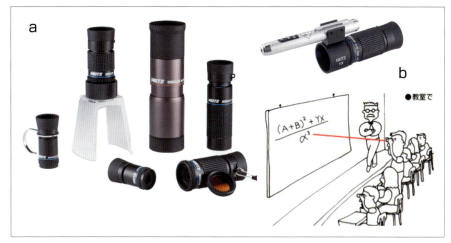

図 4. 単眼鏡
a：単眼鏡トライアルセット．2.8〜8倍まである．
b：訓練用レーザーポインターを使用しているところ．

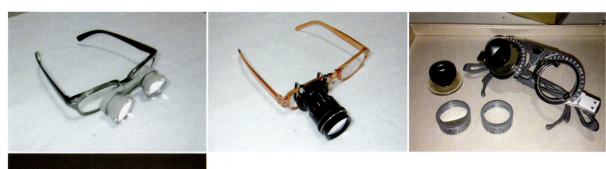

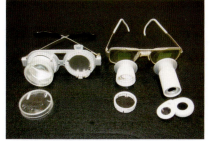

図 5.
弱視眼鏡
両手が自由に使える眼鏡式で作業も便利．拡大鏡に比べて
大きな作業空間が確保できる．

単眼鏡訓練用レーザーポインターを使用すると視野探索訓練が効率よくできる[4]．

d) 弱視眼鏡

眼疾患の種類によって適応しにくいことが多少あるが，眼球振盪や中心暗点のある疾患でも試みるべきである[8]．弱視眼鏡には，キーラー弱視眼鏡，ツァイス弱視眼鏡，エッシェンバッハ弱視眼鏡などがある(図5)．

e) 遮光眼鏡

遮光眼鏡(遮光メガネ)は羞明の要因となる500 nm(ナノメートル)以下の短波長光(紫外線＋青色光線)を効果的にカットし，それ以外の光をできるだけ多く通すよう作られた特殊カラーフィルターレンズである．選定にあたっては，天候，時間帯によって羞明の変動があるため，屋外，屋内で十分に装用テストを行う．また，照度計でデータを記録するとともに，遮光眼鏡を装用しての視力測定やコントラスト視力検査を行うことが望ましい．遮光眼鏡には，東海光学のCCP・CCP400やHOYAレチネックス，エッシェンバッハ等がある(図6)．選択の手順としては，どこで使用するのかの選択(屋外・屋内・兼用)．矯正度数の確認(眼科での通常検査)．遮光レンズカラーの選択(利用者の自覚検査)を行う．装用しての具体的な

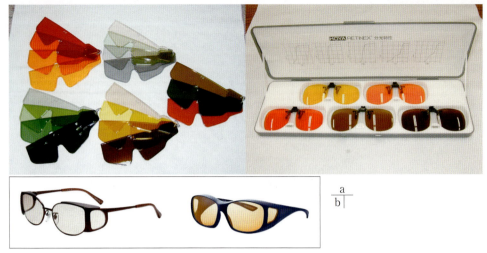

図 6. 遮光眼鏡
a：トライアルセット
b：フレーム(サイドシールド(左)とトップシールド(右))
選定にあたっては，天候，時間帯によって羞明の変動があるため，屋外，屋内で十分に装用テストを行うことが大切である．

状況を聴取する[9]．

4．非光学的補助具

視覚補助具のうち光学系を用いないものの総称をいう．非光学的補助具には，相対的文字拡大法(例：大活字本，拡大コピー，パソコン用拡大ソフト類，拡大文字や表示をもつ各種の物品)，照明光および光のコントロール(例：各種照明装置，マスキング，帽子，傘)，書見台，書字用補助具(例：太い罫線の用紙，太いフェルトペン，罫プレート)，読字用補助具(タイポスコープ)，拡大読書器，タブレット端末，スマートフォンなどがある．

a）拡大読書器

大きく分類すると，近見用，遠近両用があり，据え置き型と携帯型がある(図7)．文字や図を拡大するだけではなく，表示されたものを白黒反転させることやアンダーライン，マスク機能，コントラスト感度等，その精度も向上してきている．倍率は，2〜70倍くらいまで可能である．

b）その他の非光学的補助具

その他の非光学的補助具の中にも，保有する視覚を活用する補助具や情報を音声に置き換える補助具，触覚を利用した補助具が多数ある．選択にあたっては，視機能，聴力，触覚の状態を十分に把握して行うことが望ましい[10]．

（i）視覚を活用する補助具(図8)

①罫線枠(タイポスコープ)：紙(黒色が好ましい)に枠を開けることにより，読み書きが集中できる．羞明も軽減することができる．

②スマートフォン・タブレット端末：カメラ機能を使うことで文字や画像の拡大や保存が可能．

③ライト：通常の懐中電灯より強力な照度で夜間の移動の補助をする．光束幅を調節できるものもある．

④拡大本：文字が拡大されていることにより，読むことが楽になる．また，読みにくい場合でも低倍率の拡大鏡などで読みやすくなることがある．

⑤書見台：拡大鏡や眼鏡を利用して文章を見るときに，負担の少ない姿勢を保つために有効である．

（ii）情報を音声に置き換えるもの

①視覚障害者用ポータブルレコーダー：CDやカードなどを使用して読書をすることができる再生読み上げ機器．リンクポケットでは，一部のウェブラジオ，ポッドキャストも聞くことができる．

②情報通信支援用具(スクリーンリーダー)：パソコンを使用する際に，画面の表示内容や入力した文字を音声で読み上げる．

③音声体温計：体温を測定し音声で表示．スイッ

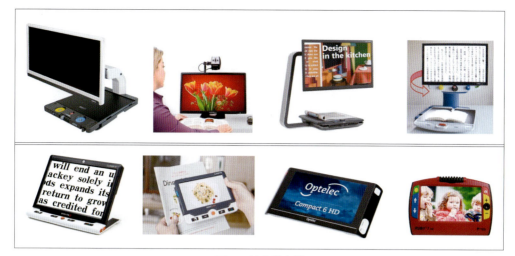

図7. 拡大読書器

a／b

 a：据え置き型
 b：携帯型

倍率は2～70倍まである．文字や図を拡大するだけではなく，表示されたものを白黒反転させることやアンダーライン，マスク機能，コントラスト感度などその精度も向上してきている．

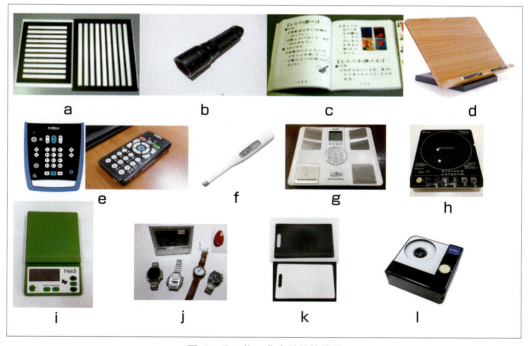

図8. その他の非光学的補助具

a：罫線枠，b：ライト，c：拡大本，d：書見台，e：プレストークポータブルレコーダ・リンクポケット，f：音声体温計，g：音声体重計，h：音声電磁調理器，i：音声式秤，j：音声時計，k：白黒まな板，l：ポータブル紙幣読み取り機

チ1つで検温状態や結果がわかる．
④**音声体重計**：体重を測定し，デジタルと音声で表示．
⑤**電磁調理器**：ボタン1つでとろ火，強火の温度調整ができ，音声での操作が簡単．音声で案内（操作音のみ）するものもある．
⑥**音声式秤**：キッチン用の音声機能付きの秤である．カロリー制限のある方など調理する際に活用

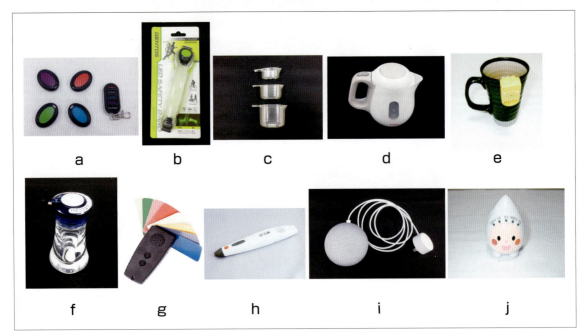

図 9. 便利グッズ
a：キーファインダー，b：LED セーフティバンド，c：計量カップ，d：電気ケトル，e：液体インジケーター，f：プッシュワンしょうゆさし，g：音声色彩読み上げ装置，h：音声 IC タグレコーダー，i：AI スピーカー，j：音声温度湿度計

すると健康管理にも役立つ．

⑦視覚障害者用時計（音声式）：時間を音声で表示．目覚し機能やストップウオッチ機能があるものもある．

⑧地上デジタル放送受信用ラジオ：視覚障害者が，手軽にテレビを聞くための機器．

⑨スマートフォン・タブレット端末：Voice Over という標準機能を利用し，インターネットやメール・SNS などができる．

⑩白黒まな板：まな板の片面が白色，もう片面が黒色になっている．食材の色によって，見やすい面を使い分けることができる．

⑪ポータブル紙幣読み取り機：紙幣の角をカメラ部分に合わせてボタンを押すだけで読み上げる．

c）便利グッズ（図9）

多種多様な便利グッズが製品化されている．その中には，ロービジョン者（児）に役に立つ製品も数多くある．常日頃から関心を持って見ていると，よい便利グッズを発見するかもしれない．

①キーファインダー：4色のカラーボタンを押すとそれぞれの受信機からビープ音が鳴り，探し物発見や忘れ物防止に役立つ．

②LED セーフティバンド：バンド全体が光り目立つので，夜間，早朝，薄暮時など歩行外出時の安全確保のアイテムとして使用する．

③計量カップ：200 cc，100 cc，50 cc の1セット．

④電気ケトル：事前に注ぐ容器で計量して，電気ケトルで沸騰させると，あとはそのまま注げばよいので便利である．

⑤液体インジケーター：長い針のセンサーが2本，短い針のセンターが1本付いており，それぞれの位置まで注ぐと電子音と振動で知らせてくれる．

⑥プッシュワンしょうゆさし：ワンプッシュで 0.4 cc ずつ出る．

⑦音声色彩読上げ装置：256 色の色合いを音声で読み上げる．洋服の選定などに利用する．

⑧音声 IC タグレコーダー：メモを取りにくい視覚障害者が，ペン型の端末を用いタグシールに録音をすることができる．

⑨AI スピーカー（スマートスピーカー）：人工知能が搭載されたスピーカーでさまざまな呼びかけに応答してくれる（写真はグーグルホーム）．

⑩音声温度湿度計：本体上部を押すと，室内の気温，湿度，熱中症や風邪の危険性を音声で読み上

げてくれる．10分ごとに自動で読み上げる機能もある．

視覚補助具の主な問い合わせ先

【行政】市町村の障害福祉担当窓口．福祉事務所の障害福祉課

【その他】各地の点字図書館・視覚障害者情報提供施設．日本盲人会連合．日本点字図書館など

おわりに

　眼科を受診する患者は，視覚的な問題でさまざまな悩みや苦しみを持ち眼科を訪れる．眼科医をはじめとする医療スタッフは患者の心をよく理解し，それらの問題を解決するために最大の努力をする「使命」があることを忘れてはならない．適切な補助具の選択は，あきらめて見ようとしなかったロービジョン者(児)の意識を変え，見る意欲を高めることができる．自己実現を可能とさせる「力」をつけてもらうことを，心より期待している．

文　献

1) 山田敏夫，松井孝明：検影法支援装置"TAD-AMAY"—映像による有効性．日本視能訓練士協会誌，**34**：95-100，2005.
2) 湖崎　克：レチノスコピー．あたらしい眼科，**11**(12)：1815-1819，1994.
3) 髙橋　広(編)：ロービジョンケアの実際—視覚障碍者の QOL 向上のために，医学書院，2019.
4) 山田敏夫：有効なロービジョン者(児)の支援のために—ORT が行うこと—．臨眼，**58**：1555-1558，2004.
5) 湖崎　克：新標準近見視力表，半田屋，2002.
6) 梁島謙次：ロービジョンケア，金原出版，2004.
7) 東京都心身障害福祉センター：弱視レンズの選択と指導，検文社，1992.
8) 五十嵐信敬：教師と親のための弱視レンズガイド，コレール社，2005.
9) 山田敏夫：福岡県内の F 養護学校の眼科教育相談—過去 5 年における実態報告—．福岡教育大学障害児治療教育センター年報，**14**：81-86，2001.
10) 髙橋　広：これからのロービジョンケア〜20 年の軌跡から〜．日本ロービジョン学会誌，**15**：1-6，2015.
　　Summary　ロービジョンケアに対する考え方，これからの展望について示唆される文献．

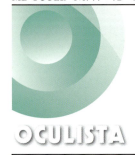

特集/ロービジョンケア update
Ⅳ. ロービジョンケアを始めよう，広めよう
ICT 機器のロービジョンケアへの活用

三宅　琢*

Key Words : ロービジョンケア(low vision care), デジタルビジョンケア(digital vision care), ICT, IOT, iPad, iPhone

Abstract : 筆者はこれまでスマートフォン(以下，スマホ)やタブレット端末等の ICT 機器をデジタルビジョンケアとして紹介してきた[1]．これら端末には障害者のための補助機能(アクセシビリティ機能)を搭載しており，視覚障害者向けのアプリケーションソフトウェア(以下，アプリ)も多数存在している．従来のロービジョンケアと併用することで視覚障害者が情報へのアクセス障害や移動障害に陥ることを予防できる可能性がある．
　また，近年スマートウォッチに代表される身につけられる端末であるウェアラブルデバイスや音声でコントロール可能なスマートスピーカー等のスマート家電も登場している．これら端末はロービジョンケアのツールとして視覚障害者の活用が期待されており[2]，本稿では ICT 機器活用の意義について簡単に解説する．

以下に ICT 機器の種類別に活用を解説する．

スマホ，タブレット(図 1，2)

スマホやタブレット端末は一般的に広く普及した端末のため，安価に購入できるアプリが多数存在し，患者の個別性の高いニーズに適合する可能性が高い．

ウェアラブルデバイス(図 3，4)

代表的な腕時計型のウェアラブルデバイスは，端末を手で保持する必要がなく白杖を利用している患者にとって，音声コントロールでインターネット上の情報にアクセスできる点は大きい．またメガネ型の視覚障害者の利用を前提とした専用端末も登場してきている．

図 1．背面カメラを利用した紙幣識別アプリを用いて外国の紙幣を，音声情報として入手している様子(アプリ名：NantMobile マネーリーダー，販売元：IPPLEX Holdings Corporation)

スマート家電(図 5)

音声による視覚情報に依存しない完全対話型操作を前提としたスマートスピーカー等，音声コマ

---

* Taku MIYAKE, 〒160-0023　東京都新宿区西新宿6-7-1　東京医科大学病院眼科

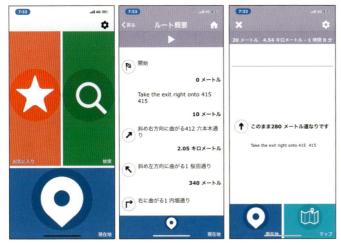

図 2. 視覚障害者向けの音声による誘導を行う地図ナビアプリの検索画面（左：検索，中央：経路案内，右：ナビ画面）．アプリは音声操作，読み上げ機能に対応しており全盲者でも視覚情報に依存しない形式での情報を入手できる（アプリ名：ViaOpta Nav，販売元：Novartis Pharmaceuticals Corporation）．

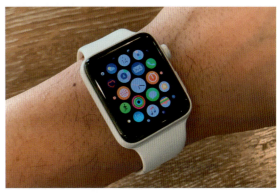

図 3. メールの閲覧・返信，電話の発信・通話，天気予報，地図ナビ，音楽再生等多くのスマホの機能をウェラブル端末上で行うことが可能である（端末名：アップルウォッチ，販売元 Apple Inc）．

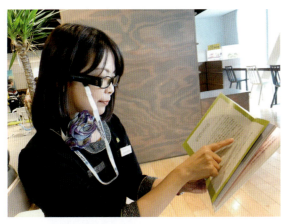

図 4. 視覚障害者用のメガネのフレームに装着する端末．カメラ機能を利用して印刷物のテキスト情報をはじめ，紙幣識別，色識別，商品情報，バーコードリーダー，顔認証など視覚障害者にとって必要な生活情報を指差し動作を行うことで音声情報として取得することが可能である（製品名：OrCam My Eye 2，販売元 OrCam）．

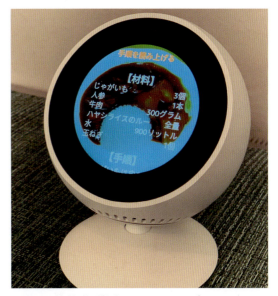

図 5. 液晶画面付きのスマートスピーカーにて音声で料理の手順を読み上げさせている様子（製品名：Echo Spot，販売元：Amazon）

ンドにより天気予報，インターネット情報検索，音楽再生，料理レシピ・手順確認，ニュース視聴，オンラインショッピング等を行うことが可能である．

まとめ

IOT（Internet of Things）とは商品同士がインターネットに接続されることで情報共有を行い連動する環境を意味する．

今後 ICT 機器の普及と人工知能 AI を搭載したさまざまな商品の登場により，IOT が実装された情報社会において視覚障害者の生活にとって ICT 機器は情報障害と移動障害を予防する重要なツールになる可能性は高い．

文献

1) 三宅 琢，下田百里奈：ロービジョンケアとしてのデジタルデバイス活用．あたらしい眼科，35（5）：625-630，2018．
2) 三宅 琢：ICT 端末を用いた情報保障としてのロービジョンケア．日本の眼科，88(2)：134-137，2017．

特集／ロービジョンケア update

Ⅳ．ロービジョンケアを始めよう，広めよう

視覚に関連した生活の質(QOL)の評価

鈴鴨よしみ*

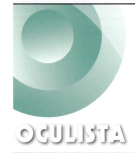

Key Words : 生活の質(quality of life : QOL)，QOL 尺度(QOL scale)，包括的 QOL(generic QOL)，視機能関連 QOL(vision related QOL)，NEI VFQ-25

Abstract : ロービジョンケアを行う際には，対象となる患者がどんなニーズを持っているのかを把握し，ケアがニーズにどの程度応えることができたかを評価していくことが重要である．そのためには，視力や視野といった臨床的指標だけでなく，患者の日々の生活に障害がどのような影響を及ぼしているかを評価することが必要である．視覚に関連した生活の質(QOL)は，見え方の問題がその人の生活に及ぼす影響を表す．代表的な評価ツールとして，視機能関連 QOL 尺度 NEI VFQ-25 がある．QOL 尺度は単なるアンケートではなく，ものさしとしての特性を吟味して作成された尺度である．視機能関連 QOL は，ケアの結果が患者の生活に及ぼす影響を把握することが可能になるだけでなく，次のケア目標を発見するためのツールとして，また，患者や他職種とコミュニケーションする共有言語としても有用である．

　ロービジョンケアを行う際には，対象となる患者がどんなニーズを持っているのかを把握し，ケアがニーズにどの程度応えることができたかを評価することが重要である．評価のためには，視力や視野，コントラスト感度といった臨床指標を測定するだけでは不十分である．患者は，日常生活を送るうえで生じるさまざまな支障が，トレーニングや補助具の使用によってどの程度解決するかどうかに関心がある．そのため，患者の視点に立った評価が必要となる．

　本稿では，患者の見え方による生活の質の測定・評価の必要性や，定量化の手法について述べる．

生活の質(QOL)とは

1．QOL の定義

　世界保健機関(WHO)は，QOL を「個人が生活する文化や価値観の中で，目標や期待，基準，関心に関わる自分自身の人生の状況についての認識」[1]と定義している．QOL は，病気や障害の性質や程度だけでなく，その障害が日常生活に及ぼす影響によって自分の生活がどのような位置づけにあると感じているかを表すものである．

　障害の日常生活への影響は，生活場面においてどのくらい見えるか，ということにとどまらない．障害によって気分が落ち込んだり(心理的側面)，人とのつきあいが妨げられたり(社会的側面)といった影響も含まれる．WHO は健康を「身体的・精神的・社会的に完全に良好な状態であり，たんに病気あるいは虚弱でないことではない」と定義しているが，QOL はこの健康の定義とも関連する．

---

* Yoshimi SUZUKAMO, 〒980-8575　仙台市青葉区星陵町 2-1　東北大学医学系研究科肢体不自由分野，准教授

表 1. 健康関連 QOL 尺度の種類

分類	次元	小分類		尺度の例	使用される研究分野
プロファイル型尺度 （価値付けなし）	多次元	包括的 QOL 尺度		SF-36, SF-12, SF-8 WHOQOL	疫学研究 臨床研究
		疾患特異的尺度	視機能関連 QOL 尺度	NEI VFQ-25 VF-14	臨床研究 臨床試験
			疾患特異的尺度	GQL-15（緑内障） MacDQoL（黄斑変性）	
効用値尺度 （価値付けあり）	一次元			EQ-5D HUI SF-6D	経済評価 決断分析

EQ-5D：EuroQol-5 Dimension, GQL-15：Glaucoma quality of life-15, HUI：Health Utility Index, MacDQoL：Macular Disease Quality of Life, NEI VFQ-25：25-item National Eye Institute Visual Function Questionnaire, SF-36：36-Item Short Form Health Survey, SF-12：12-Item Short Form Health Survey, SF-8：8-Item Short Form Health Survey, SF-6D：Short Form-6 Dimension, WHOQOL：The World Health Organization Quality of Life

2．健康関連 QOL

広義の QOL は，生活環境や経済的環境，宗教観，幸福感などをも含む．医療分野では，アウトカム評価に用いるために，病気や治療・ケアによって影響を受ける部分に限定した「健康関連QOL」が用いられる．

QOL をどのように定量化するか

1．QOL を測定する尺度

健康関連 QOL は，医療従事者の評価を経ずに患者自身が報告するものである．そのため，患者が直接回答する質問紙（評価票）を用いて測定する．

この質問紙は，単なるアンケートではない．形のない概念を測定するために計量心理学という学問分野の手法が用いられ，"ものさし"として特性が十分であるかが吟味されて作成される．その特性とは，妥当性（測りたいものを測れているかどうか），信頼性（一定の条件下での測定結果が安定しているかどうか）などである[2]．

2．QOL の尺度の種類

健康関連 QOL 尺度は，効用値尺度とプロファイル型尺度に大別される．効用値尺度は，QOL を価値付けして一次元で表すのに対し，プロファイル型尺度は QOL に含まれるさまざまな領域（domain）を多次元で測定する．臨床評価ではプロファイル型尺度が利用される（表1）．

a）包括的 QOL 尺度

包括的尺度はさまざまな疾患を持つ人や健康な人をも含め，多くの人に共通する健康に関する要素を測定する．何らかの障害や疾患に特徴的な症状を取り上げてはいない．治療やケアの影響が，一般的な生活機能にまで及んだかどうかを測定したり，ある疾患の患者群を健常者群や他疾患患者群と比較したりしたい場合には，包括的 QOL 尺度が適している．

代表的な尺度として，SF-36 が挙げられる[3)4)]．SF-36 は 36 項目で構成され，8 つの領域を測定し，身体・心理・役割/社会のサマリースコアを算出することができる（表2）．

SF-36 はロービジョンケアの分野でも使用されている[5)]．対象となるロービジョン者の QOL が国民標準値と比較してどのくらいの位置にあるのか，また，ケアによってどの程度国民標準値に近づくのかといった視点で評価することができる．

b）視機能関連 QOL 尺度

視機能関連 QOL 尺度は，目の見え方によって制限される生活の側面について評価する尺度である．広く用いられている尺度として，NEI VFQ-25（25-item National Eye Institute Visual Function Questionnaire）が挙げられる[6)7)]．NEI VFQ-25 は，特定の疾患に限らず見え方の問題を尋ねるので，さまざまな眼疾患で使用でき，異なる疾患を比較することが可能である．25 問で構成され，12 の領域を評価し，総合得点を算出することができる（表2）．

NEI VFQ-25 はロービジョンケアの効果を検討

表 2. 代表的な包括的 QOL 尺度 SF-36 と視機能関連 QOL 尺度 NEI VFQ-25 が測定する領域

	尺度名	項目数	合計得点範囲	測定領域（項目数）	
包括的 QOL 尺度	SF-36	36	0～100 スコアから国民標準値を基準とした偏差値に置換される	①身体機能（10問） ②日常役割機能（身体）（4問） ③体の痛み（2問） ④全体的健康感（5問） ⑤活力（4問） ⑥社会生活機能（2問） ⑦日常役割機能（精神）（3問） ⑧心の健康（5問） 健康状態の変化（1問）	身体・心理・役割/社会の3つのサマリースコアを算出できる
視機能関連 QOL 尺度	NEI VFQ-25	25	0～100	①全体的健康感（1問） ②全体的見え方（1問） ③眼の痛み（2問） ④近見視力による行動（3問） ⑤遠見視力による行動（3問） ⑥見え方による社会生活機能（2問） ⑦見え方による心の健康（4問） ⑧見え方による役割制限（2問） ⑨見え方による自立（3問） ⑩運転（2問） ⑪色覚（1問） ⑫周辺視覚（1問）	7下位尺度から成るコンポ7と11下位尺度から成るコンポ11の総合得点を算出できる

する目的でも使用されており，対象者のケア前の特性を把握したり，継時的にモニタリングしたり，ケアの効果を検討したりすることができる．

c）疾患特異的 QOL 尺度

緑内障用 QOL 尺度[8]，黄斑変性用 QOL 尺度[9]，ロービジョン用 QOL 尺度[10]など，疾患を限定した尺度も多数開発されている．対象とする疾患に特有の症状や状態の影響を尋ねる項目で構成されるので，治療やケアの前後の変化が反映されやすい．しかし，日本語版として標準化された尺度は少ないのが現状である．

3．QOL 評価の実際

a）どの尺度を選択するか

すでに述べたように尺度によって強み・弱みがあるので，測定の目的に応じてどちらの強みを重視するかによって尺度を選択する．

b）評価の手順

尺度の頒布元に連絡して質問紙やスコアリングの情報を得て，使用する．ロービジョン者を対象にする場合は，面接調査を行う場合が多いと考えられる．面接者が回答を誘導したり解釈を加えたりしないように注意して進める必要がある．

まとめ

ロービジョンケアにおいて生活の質を評価することは，重要なことである．患者の生活の質が変化することこそがケアの目標である．視機能に関連する QOL を定量化して記録することによって，ケアの結果が患者の生活に及ぼす影響を把握することが可能になる．次のケア目標を発見するためのツールとして，また，患者や他職種とコミュニケーションする共有言語としても役立つ．QOL 評価の蓄積が，患者にとってより良い医療を実現するための基盤となることが期待される．

文 献

1) 田崎美弥子，野地有子，中根允文：WHO の QOL．診断と治療，**83**：2183-2198，1995．
2) ピーター・M フェイヤーズ，デビッド・マッキン：QOL 評価学 測定，解析，解釈のすべて，中山書店，2005．
3) Ware JE Jr, Sherbourne CD：The MOS 36-item short-form health survey（SF-36）. I. Conceptual framework and item selection. Med Care, **30**：473-483, 1992.
4) 福原俊一，鈴鴨よしみ：SF-36v2 日本語版マニュ

アル, iHope International 株式会社, 2004, 2019.

5) Elsman EBM, van Rens GHMB, van Nispen RMA：Quality of life and participation of young adults with a visual impairment aged 18-25 years：comparison with population norms. Acta Ophthalmol, **97**(2)：165-172, 2019.

6) Mangione CM, Lee PP, Gutierrez PR, et al：Development of the 25-item National Eye Institute Visual Function Questionnaire. Arch Ophthalmol, **119**：1050-1058, 2001.

7) Suzukamo Y, Oshika T, Yuzawa M, et al：Psychometric properties of the 25-item National Eye Institute Visual Function Questionnaire (NEI VFQ-25), Japanese version. Health Qual Life Outcomes, **3**：65, 2005.

8) Nelson P, Aspinall P, Papasouliotis O, et al：Quality of life in glaucoma and its relationship with visual function. J Glaucoma, **12**：139-150, 2003.

9) Mitchell J, Wolffsohn JS, Woodcock A, et al：Psychometric evaluation of the MacDQoL individualised measure of the impact of macular degeneration on quality of life. Health Qual Life Outcomes, **3**：25, 2005.

10) Wolffsohn JS, Cochrane AL：Design of the low vision quality-of-life questionnaire(LVQOL)and measuring the outcome of low-vision rehabilitation. Am J Ophthalmol, **130**(6)：793-802, 2000.

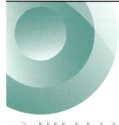

特集/ロービジョンケア update
V．福祉制度を知ろう
さまざまな診断書

加藤　聡*

Key Words：診断書(medical certificate)，身体障害者(disabled person)，補装具(prosthetic device)，難病(intractable disease)，視覚障害(visual impairment)

Abstract：ロービジョンケアの第一歩となりうる診断書作成は，眼科医のみができるロービジョンケアの1つとして重要な位置を占める．診断書は，医師もしくは歯科医師のみが書くことができる書類で，医師は医師法19条2項により，「患者から依頼があった場合には正当な理由がない限り診断書作成を拒否できない」と規定されている．医師が作成する診断書は各種あるが，ロービジョンケアに深く関連するものとしては，身体障害者診断書・意見書(視覚障害者用)，補装具交付意見者，国指定の難病に対する臨床個人調査票，小児慢性特定疾病の医療意見書，育成医療申請のための意見書があり，それらは各々の指定医しか発行できない．その他の診断書は医師であれば誰でも発行できる．しかし，指定医以外であってもその知識は必須で，ロービジョンケアを始めるにあたり，診断書作成のために必要ならば指定医への紹介も必要となることもある．

　ロービジョンケアを始める第一歩として診断書の作成が必要となることがある．ロービジョンケアを行うにあたりさまざまな職種の協力が必要となるが，診断書の作成は眼科医のみが行うことができるもので，それに対して正しい知識の習得は必須となる．

診断書(medical certificate)

　医師，歯科医師および獣医師のみが発行できる証明書である．薬剤師，看護師，視能訓練士などの医療従事者あるいは一般人が作成すると罰せられる．ロービジョンケアにおいて，各種診断書の作成は眼科医しかできないロービジョンケアの第一歩になることも多い．

1．診断書の使用目的

　主として，診断された結果や診療内容などを証明するためにある．福祉部門へ医学的内容を正しく伝えるために使われることが多い．

2．診断書作成に関する法的根拠

　医師法第19条(診療に応ずる義務等)により，「診察もしくは検案をし，又は出産に立ち会った医師は診断書もしくは検案書又は出生時証明書もしくは死産証明書の交付の求があった場合には，正当の事由がなければ，これを拒んではならない」とされている．そのうえで，医師法第20条(無診察治療等の禁止)にて，「医師は，自ら診察しないで治療をし，若しくは診断書若しくは処方箋を交付し，自ら出産に立ち会わないで出生証明書若しくは死産証明書を交付し，又は自ら検案しないで検案書を交付してはならない．」とされている．

3．診断書の作成を拒否できる正当な理由の例[1]

　作成を拒否できる正当な理由として，①患者に病名を知らせることが好ましくないとき，②診断

* Satoshi KATO, 〒113-8655　東京都文京区本郷7-3-1　東京大学医学部眼科，准教授

表 1. 指定医のみが書ける診断書と医師ならば誰でも書ける診断書

指定医のみ書くことができる
- ・身体障害者診断書・意見書（視覚障害者用）
- ・補装具交付意見書
- ・国指定の難病に対する臨床個人調査票
- ・小児慢性特定疾病の医療意見書
- ・育成医療申請のための意見書

医師ならば誰でも書くことができる
- ・障害年金受給のための診断書（眼の障害用）
- ・都道府県が単独に行っている指定難病に対する個人調査票
- ・その他，すべての診断書

書が恐喝や詐欺などの不正使用が考えられるとき，③雇用者や家族などの第三者が請求してきたとき，④医学判断が不可能なとき，などが考えられている．

4．指定医のみが書ける診断書

先に診断書は，医師，歯科医師，獣医師のみが書けるものと記したが，診断書の中には医師でも指定医しか書けない種類の診断書があり，表1に記す．指定医の取得は，診断書ごとに異なり，診断書ごとに指定医の認定を受ける必要がある．また，指定でなくても指定医のみが書ける診断書の知識は必要であり，必要の際に指定医に適切に患者を紹介する必要がある．

実際の診断書の書き方

1．視覚障害による身体障害者意見書

本誌別稿参照

2．視覚障害に対する補装具意見書

持参の身体障害者手帳の記載と異なることも有りうる．例えば，身体障害者手帳は2級になっているが，現在の視機能では3級相当のこともあり，そのままの所見を書き，それによって身体障害者等級が変更されることはない．

補装具の個数の解釈は自治体で異なり，例えば，『「眼鏡」という種目の中には，矯正眼鏡，遮光眼鏡など，それぞれ構造が異なった種類を規定しており，その用途も異なっているため，「眼鏡」という種目の中で複数支給することは可能である．』と厚生労働省の補装具支給に係わるQ＆Aでは回答されているが，実際の支給状況は全国で一致

していおらず，自治体ごとに異なっているのが現状である．原則は一種目一個である．

- ・義眼：耐用年数は2年である．
- ・矯正眼鏡（遠用・近用）：視力障害により身体障害者に該当している患者が対象となる．眼鏡の耐用年数は4年であり，これは生活保護による眼鏡の支給と同じである．使用目的および具体的な効果では「遠用眼鏡装用にて生活の質が向上する」などと記載する．
- ・弱視眼鏡（掛けめがね式・焦点調節式）：耐用年数は4年であり，ルーペが補装具としても認められるところでは，ここにルーペは焦点調節式弱視眼鏡として申請する．
- ・遮光眼鏡：耐用年数は4年であり，現在では羞明をきたしており，羞明の軽減に，遮光眼鏡の装用より優先される治療法がなければ，どのような疾患でも認められる．以前は網膜色素変性症，白子症，先天無虹彩，桿体錐体ジストロフィーのみに適応されていた．

3．国指定の難病に対する臨床個人調査票

指定難病について，治療方法の確立等に資するため，難病データの収集を効率的に行い，治療研究を推進することに加え，効果的な治療方法が確立されるまでの間，長期の療養による医療費の経済的な負担が大きい患者を支援する制度である．名目上，臨床個人調査票となっているが，診断書と同様である．

国指定の難病のうち，視覚系疾患と視覚系疾患でないが眼科医が記載する可能性がある疾患を表2に示す．

指定難病と同様に障害者手帳を持っていなくても，福祉サービスを受けられる疾患として障害者総合支援法対象疾患（359疾患）があり，眼科疾患として円錐角膜，加齢黄斑変性が含まれている．指定難病の要件と障害者総合支援法における取り扱いの違いを表3にまとめる．

4．小児慢性特定疾病の医療意見書

国指定の難病に対する臨床個人調査票の小児版と考えてよいが，これも別に指定医の認定を受け

表 2. 国指定の難病

視覚系疾患
・アッシャー症候群（指定難病 303）
・黄斑ジストロフィー（指定難病 301）
・眼皮膚白皮症（指定難病 164）
・中隔視神経形成異常症/ドモルシア症候群（指定難病 134）
・網膜色素変性症（指定難病 90）
・レーベル遺伝性視神経症（指定難病 302）
・前眼部形成異常（指定難病 328）
・無虹彩症（指定難病 329）
・膠様滴状角膜ジストロフィー（指定難病 332）
視覚系疾患ではないが，眼科医が記載することがある疾患
・重症筋無力症，多発性硬化症/視神経脊髄炎，ベーチェット病
・スティーブンス・ジョンソン症候群，シェーグレン症候群
・サルコイドーシスなど

表 3. 指定難病（333 疾患）と障害者総合支援法対象疾患（359 疾患）の要件の違い

指定難病の要件	障害者総合支援法の要件
発病の機構が不明	要件とせず
治療方法が確立していない	必須要件
患者数が人口の 0.1％未満	要件とせず
長期の療養が必要	必須要件
診断基準が定まっている	必須要件

る必要がある．眼科単独疾患はないため，眼科医が意見書を作成することは稀だが，付随する疾患として医療費の助成の対象となることもある．例えば，「小児の糖尿病に合併した白内障の手術」や「ロウ症候群による先天性緑内障に対する手術」などがある．

　以上のように，ロービジョンケアにおいて診断書の作成というのは眼科医に課せられた重要な

ロービジョンケアの 1 つと考える．指定医はもちろん指定医でなくても，積極的に視覚障害者に福祉への第一歩となる診断書の作成にかかわっていく必要がある．

文　献

1) 日本医師会：日医 NEWS 第 1135 号（平成 20 年 12 月 20 日）

特集/ロービジョンケア update

V. 福祉制度を知ろう

身体障害者診断書・意見書の書き方

永井春彦*

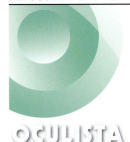

Key Words: 身体障害者手帳(physical disability certificate), 診断書(medical certificate), 障害認定基準(disability certification standards), 障害等級(grade of disability), 視覚障害(visual impairment), 視力(visual acuity), 視野(visual field)

Abstract: 2018年7月に改正施行された視覚障害認定基準において, 視力障害および視野障害の評価の手順が従来の基準から大幅に改正された. 診断書・意見書の作成にあたっては新基準のしくみを理解しておく必要がある. 同時に, 障害程度(等級)の判定と並んで, 障害の永続性や再認定の要否に関する解釈など, 障害認定全般にわたり知っておくべき事項を含めて整理する.

はじめに

身体障害者手帳(以下, 手帳)の新規取得, 再認定, 変更等の申請に際し必要とされる医療文書が身体障害者診断書・意見書(以下, 診断書)である. 診断書が申請の目的に沿って間違いなく機能するためには, これを作成する医師が手帳に関する制度を理解していることが求められる. 2018年には視覚障害の認定について大幅な制度改正が実施された[1]. 制度の原則的な事項は身体障害者福祉法(以下, 法)によって定められており, その具体的な運用に関する事項や, 例外的な取扱い等は, 政・省令と, その他多くの通知等によって規定されている. これらのうち視覚障害の認定に直接関係するものを抜粋し, 総括的事項, 視力障害および視野障害の認定に関する事項ごとにまとめて配列し, 巻末に資料として掲載したので, 適宜参照されたい. 本稿では, これらを一体として「基準」と呼び, 2018年7月改正施行のものを新基準, それ以前に施行されていたものを旧基準と呼ぶこと

とする.

なお, 手帳に関する事務取扱は全国一律であることが原則であるが, 実際に事務を担当する地方自治体により若干の差異がみられることがあり, 診断書の書式にも異なる部分がある. また, 今後において制度が改正される場合もあり, これらの点については常に情報の更新に努める必要がある.

障害認定と診断書

手帳交付の対象となる視覚障害は, 法別表の一に掲げられた障害の状態にあって, それが永続するものと規定されている. ここに示されているのは視力と視野それぞれ2項目の単純な基準であり, これを細分化して6段階の障害程度(等級)を規定しているのが施行規則別表第5号であって, いわゆる等級表と呼ばれるものである(巻末資料99頁参照). この等級表を解説したものが認定基準であり, さらに認定要領によって細部が規定されている. 診断書を作成する医師は, これらを参照しつつ個々の患者の視力および視野の障害等級を判断し, その根拠となる検査所見等が診断書に正しく記載されていなければならない. これが診

---

* Haruhiko NAGAI, 〒003-8510 札幌市白石区菊水4条1丁目9-22 勤医協札幌病院眼科, 副科長

表 1. 障害が重複する場合の障害等級

①等級別指数

障害等級	指数
1 級	18
2 級	11
3 級	7
4 級	4
5 級	2
6 級	1

②合計指数と認定等級

合計指数	認定等級
18 以上	1 級
11〜17	2 級
7〜10	3 級
4〜6	4 級
2〜3	5 級
1	6 級

断書に求められる第一の要件である．視力障害と視野障害の両方に該当する場合は，それぞれの等級を指数に換算し合算したものから求められる等級によって認定される（表1）．ただし，視力障害のみで1級に該当する場合など，視野障害を併合せずとも本人の障害程度が等級に十分反映される場合においては，あえて両者を併合する必要はない．

　障害程度（等級）とならんで重要なのが，その障害の永続性である．視力と視野が基準に該当していても，永続性が認められなければ視覚障害には認定されない．「永続するもの」とは，将来にわたって状態が全く変化しないものに限られるのではなく，回復する可能性が極めて少ないものであれば足りるという趣旨である．一般的には，概ね6か月以内の期間において，治療や自然経過の結果として障害程度が軽減する可能性がある場合には，永続性があるものとは解釈しないのが原則とされる．治療が実施できない医学的理由，あるいはその他の合理的理由がある場合には，未治療の状態であっても障害認定の対象となる．そのような場合や，将来的に改善の可能性が否定できないものの，概ね6か月以上の相当長期間にわたって障害が持続すると推定される場合には，期日を定めた将来再認定を前提として障害を認定する．診断書においては，視力と視野の状態に加えて，前眼部，中間透光体，眼底の現症所見や，診断名，経過等の記載から永続性が評価されるが，それらの記載のみでは永続性の判断の根拠として不足の場合には，総合所見欄に記載を追加する．

視力障害の評価と診断書の書き方

　視力の測定には万国式試視力表またはこれと同一の原理に基づく試視力表を用い，屈折異常がある者については，最も適正なレンズによる矯正視力によって判定する．両眼の視力を別々に測定し，視力の良い方の眼の視力と他方の眼の視力との組み合わせにより視力の等級表（表2）から等級を求める．

　両眼を同時に使用できない複視の場合は，非優位眼の視力を0とする．顕性の眼位ずれがあっても，両眼複視を自覚しない場合には，これには該当しないこととされている．

　旧基準においては，等級判定に左右各眼の視力の和を用いていたため，手動弁以下を0，指数弁を0.01とみなす規定があったが，新基準では両眼の和を算出することはなくなったのでこのような規定はなくなり，光覚なし（明暗不弁），光覚（明暗弁），手動弁などの実際の測定結果をそのまま診断書に記載し，等級表にあてはめればよい．基準では，小数視力0.1の次の階級値は0.2とされており，試視力表により0.15と測定される場合は0.1と解釈する．

表 2. 視力障害の等級表

視力が良い方の眼の視力

表 3. 視野障害の等級表

	ゴールドマン視野計		自動視野計	
	I/4 視標	I/2 視標による両眼中心視野角度	両眼開放エスターマンテスト視認点数	10-2 プログラム両眼中心視野視認点数
2級	周辺視野角度の総和が左右眼それぞれ80度以下 **かつ**	28 度以下	70 点以下	**かつ** 20 点以下
3級	**かつ**	56 度以下		**かつ** 40 点以下
4級	**かつ**	57 度以上		**かつ** 41 点以上
5級	両眼による視野が2分の1以上欠損 **または**	56 度以下	100 点以下	**または** 40 点以下

視野障害の評価と診断書の書き方

1．新基準における主な改正点

旧基準においては視野障害の評価において多くの問題点が指摘されていたが[2]，新基準ではその多くが解消されることとなった[3]．

旧基準においてはゴールドマン型視野計による測定が原則であったが，新基準では自動視野計による測定値に基づく判定基準が追加された．同時に，中心暗点および傍中心暗点の評価，偏心した求心性視野狭窄の評価，輪状暗点やそれに伴う周辺残存視野の評価など，旧基準で問題とされていた事項に対し，基準の明確化や改変が行われている．「求心性視野狭窄」「輪状暗点」という用語の使用が見直され，視野障害の型の定義が曖昧であったことの影響を受けず，検査における実測値に基づいた基準となった．

2．ゴールドマン視野計による評価

I/4 視標による周辺視野評価と I/2 視標による中心視野評価の結果から，視野の等級表（表3）により等級を求める．2～4級は上記両者の組み合わせによるが，5級についてはいずれか一方が該当していればよく，特に I/2 視標による両眼中心視野角度が56度以下の場合は I/4 およびその他の視標による視野の状態にかかわらず5級相当となるのは，新基準で新規に設定されたところである．

新基準のうち，覚えておきたい事項は以下のとおりである．

①ゴールドマン視野計では，中心30度内は適宜矯正レンズを使用し，30度外は矯正レンズを装用せず測定する．

②I/4 および I/2 視標による視野のいずれにおいても，8方向の視野角度の算定に際しては，暗点

等（マリオット盲点を含む）で各視標が視認できない部分の角度を除いて算出する．

③中心10度以内に I/4 視標による視野が存在しない場合，中心10度外にある視野の状態にかかわらず，周辺視野角度の総和が80度以下として取り扱う．

④中心10度以内に I/2 視標による視野が存在しない場合，中心10度外にある視野の状態にかかわらず，中心視野角度の総和は0度として取り扱う．

⑤I/4 視標による視野が周辺部と中心部に存在し，これらが連続しない場合は，中心部の視野のみで判定する．

⑥両眼中心視野角度の算定は巻末資料記載の計算式による．診断書当該欄に記載された計算式の枠に記入すれば算出できるようになっている（小数点以下は四捨五入し，整数で表す）．

⑦添付する視野検査結果のコピーにおいて，I/4 と I/2 のイソプタが明確にわかるよう，補助的な記載を追加することなどが望まれる．

3．自動視野計による評価

両眼開放エスターマンテストによる両眼開放視認点数と，10-2 プログラムによる中心視野視認点数から，視野の等級表（表2）により等級を求める．ゴールドマン視野計による場合と同様に，2～4級は上記両者の組み合わせによるが，5級についてはいずれか一方が該当していればよい．両眼開放エスターマンテストで両眼開放視認点数が71点以上100点以下の場合は，10-2 プログラムによる測定は必要とせず5級相当となる．

新基準のうち，覚えておきたい事項は以下のとおりである．

①10-2 プログラムは適宜矯正レンズを使用し，両眼開放エスターマンテストは矯正眼鏡を装用せず

に実施する.

②測定条件は視標サイズⅢ，dB 値の計算は，背景輝度 31.5asb で，視標輝度 10,000asb を 0 dB としたスケールで算定する.

③左右各眼の中心視野視認点数は，上記測定条件による 10-2 プログラムで測定した感度 26 dB 以上の検査点を数えて求める．ただし，OCTO-PUS™視野計の一部等，機種によっては最高視標輝度を 4,000asb から変更できないものがあり，その場合は 22 dB 以上の検査点を数える．詳細は自動視野計メーカー各社のホームページ等で提供されている資料を参照されたい.

④両眼中心視野視認点数の算定は巻末資料記載の計算式による．診断書当該欄に記載された計算式の枠に記入すれば算出できるようになっている（小数点以下は四捨五入し，整数で表す）.

⑤自動視野計による測定の信頼性が乏しい場合はゴールドマン型視野計で評価する.

総括表の書き方

診断書の 1 枚目が総括表である．各項目の記載方については巻末資料 100 頁の認定要領を参照されたい．それらに加えて覚えておきたい事項は以下の通りである.

①障害名：視覚障害の場合，片眼のみの障害で他眼が健常であれば視覚障害には該当しないので，この欄に記載すべき部位は原則として「両眼」となる．障害名は「視力障害」「視野障害」「視力及び視野障害」のいずれかである.

②障害固定又は障害確定（推定）年月日：事務上は診断書記載日と同じでもよい．頭部外傷や脳血管障害による視覚障害については，原則として発症から概ね 6 か月経過時点までは障害固定または確定に至らないものとされている.

③再認定の要否および時期：将来にわたって改善の見込みはない場合には，原則として再認定は不要であり，改善の可能性が否定できない場合に期日を定めた再認定が必要となる．再認定期日は，原則として 1〜5 年の間に設定する．再認定不要とされていても，将来において障害程度が増悪した場合には，任意の時期に障害程度（等級）変更の申請は可能である.

④法第 15 条第 3 項の意見：地方自治体によっては，視力障害の等級と視野障害の等級を個別に記載し，指数合算による認定等級を記載できるような欄を設けた書式を採用しているところもあるが，そのような記載欄がない書式では，視力と視野それぞれの等級を空欄に追記することが望ましい.

おわりに

身障診断書に記載すべき内容について，2018 年度の基準改正事項を中心に解説した．眼科医の関心は，視力や視野が等級表の何級に該当するかということに集中しがちであるが，永続性の評価や再認定の要否，その他制度全体についての理解も重要である．手帳を取得し，また，それによって各種の社会資源を活用することの社会的効果・影響や心理的効果・影響にも配慮し，患者個々の状況をよく考えた対応がなされることが望まれる.

文　献

1) 身体障害認定基準に関する改正のお知らせ．日本の眼科，**89**(5)：680-716，2018.
   Summary 基準の新旧対照表や日本眼科学会・日本眼科医会の合同委員会による「手引き」を含む情報を網羅している.

2) 守本典子：ロービジョンと障害認定における視野の実際．眼科，**54**(8)：1021-1032，2012.

3) 松本長太：身体障害認定基準の改定（視野）．日本の眼科，**89**(8)：1089-1093，2018.

特集/ロービジョンケア update
V. 福祉制度を知ろう

身体障害者手帳の活用

藤田京子*

Key Words : 身体障害者手帳(certificate for vision impaired), 障害等級(grade of disability), 補装具(assistive device), 減免(exemption), 割引(discount)

Abstract : 身体障害者手帳を取得すると補装具や日常生活用具の支給, さまざまなサービスや割引制度が利用できる. 補装具(義眼, 眼鏡, 盲人安全つえ)は等級にかかわらず補装具費の支給を受けることができ, 平成22年から支給項目の要件を満たせば原因疾患を問わず遮光眼鏡が支給されるようになった. 日常生活用具の場合, 音声付用具は1, 2級に限定されることが多いが, 拡大読書器は等級にかかわらず給付される. 他にも税金の控除, 減免, 医療費の給付, 鉄道, 航空, バス, タクシーなどの交通運賃の割引制度等がある. 視覚障害のためにさまざまな情報を得ることが難しいケースも多いと思われる. 日常診療やロービジョンケア外来で身体障害者手帳について情報提供を行うことが望ましい.

はじめに

身体障害者手帳は身体障害者福祉法で定められた身体上の障害がある者に対して都道府県知事, 指定都市市長または中核市市長が交付する証明書である. 身体障害者が社会の一員として自立すること, 社会活動への参加を促すことを目的とし, ノーマライゼーションの理念に基づいて発行される. ノーマライゼーションとは障害を持つ者も障害がない者と等しく生活を送ることができる社会を目指そうとする考え方で, 社会福祉の基本理念である.

ここでは身体障害者手帳の活用についてまとめてみる.

補装具・日常生活用具の給付

補装具は"障害者の移動等の確保や, 就労における能率の向上を図ること及び障害児が将来社会人として独立自活するための素地を育成助長することを目的とした身体の欠損又は損なわれた身体機能を補完・代替する用具"と定義されている. 視覚障害を対象とした補装具には, 眼鏡(矯正眼鏡, 遮光眼鏡, コンタクトレンズ, 弱視眼鏡), 盲人安全つえ, 義眼がある. 補装具は医師等による専門的な意見または診断に基づき使用されなければならないため, 申請には指定医による「補装具費支給意見書」の提出が必要である(図1). 申請書の弱視眼鏡の記入欄にある焦点調節式弱視眼鏡は単眼鏡等を指す(図2). 掛けメガネ式弱視眼鏡は眼鏡に近用キャップを取り付ける眼鏡を指す(図3). なお, 遮光眼鏡は疾患にかかわらず要件を満たせば支給される(表1).

日常生活用具とは障害者の日常生活が円滑に行われるための用具であり, 視覚障害では音声付の時計, 体温計などの用具, 拡大読書器, 点字図書等がある. 音声付の用具は等級が1, 2級に限定されることが多いが, 拡大読書器は等級にかかわらず給付される. なお, 日常生活用具の申請に医師

* Kyoko FUJITA, 〒480-1195 長久手市岩作雁又1-1 愛知医科大学眼科, 講師

（補様式４）　　　　　　　補装具意見書（視覚障害者用）

氏名		男女	生年月日	大正・昭和・平成　　　年　　　月　　　日（　　　歳）		

住所	

視覚障害の状況		種　　　級（視力　　　．視野　　　）	身体障害者手帳交付日　昭和・平成　　年　　月　　日

原因となった疾病・外傷名：

1　視力

	裸眼	矯　　正
右眼		（　　　×　　　D cyl　　　D A　　　）
左眼		（　　　×　　　D cyl　　　D A　　　）

2　視野　（視野障害が認められる場合）
　　　　　（1/2 以上欠損・10 度以内・損失率 90％以上・損失率 95％以上）

3　現症

	前眼部	中間透光体	眼底
右眼			
左眼			

補　装　具

1　義　　眼　（　両眼・片眼　　　：　特殊義眼・コンタクト義眼・普通義眼　）

2　矯正眼鏡　（　遠用・近用　）

3　遮光眼鏡　室内用　（前掛け式・掛けめがね式：品名　　　　　カラータイプ　　　　）
　　　　　　　室外用　（前掛け式・掛けめがね式：品名　　　　　カラータイプ　　　　）

4　コンタクトレンズ

	B．C	P	S
右眼	mm	D	mm
左眼	mm	D	mm

5　弱視眼鏡　遠用：掛けめがね式（品名　　　　　）主鏡（　　倍・D）
　　　　　　　　　　焦点調節式（品名　　　　、　　倍・D）
　　　　　　　近用：掛けめがね式（品名　　　　）主鏡（　倍・D）近用キャップ（　倍・D）
　　　　　　　　　　焦点調節式（品名　　　　、　　倍・D）

（近用）（屋内用）

レンズ	球面	円柱	軸
右眼			
左眼			
瞳孔間距離　右　　mm　左			

（遠用）（屋外用）

レンズ	球面	円柱	軸
右眼			
左眼			
瞳孔間距離　右　　mm　左			

必要とする理由および効果（具体的に）

上記のとおりです。平成　　年　　月　　日　　所　在　地
　　　　　　　医療機関・科名

　　　　　　　医　師　氏　名　　　　　　　　　㊞

※　この様式での意見書記載には、次のいずれかの条件が必要です。
下記の該当する項目にチェックしてください。
□　国立障害者リハビリテーションセンター学院で当該補装具関係の適合判定医師研修会を受講修了している医師
□　身体障害者福祉法第 15 条第 1 項の規定に基づき指定された医師
□　指定自立支援医療機関において当該医療を主として担当する医師で、かつ所属医学会で認定されている専門医である
□　意見書対象が身障手帳未取得の場合、指定難病疾患であり、その主治医である

図 1. 補装具意見書

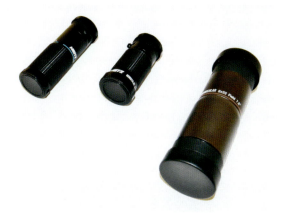

図 2. 焦点調節式弱視眼鏡

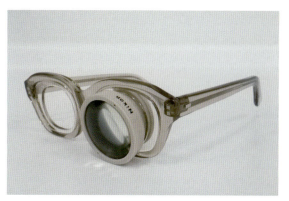

図 3. 掛けメガネ式弱視眼鏡

表 1. 遮光眼鏡の支給要件

対象者は以下の要件を満たす者
1) 視覚障害により身体障害者手帳を取得していること
2) 羞明をきたしていること
3) 羞明の軽減に,遮光眼鏡の装用より優先される治療法がないこと
4) 補装具費支給事務取扱指針に定める眼科医による選定,処方であること

※下記項目を参照のうえ,遮光眼鏡の装用効果を確認すること(意思表示ができない場合,表情,行動の変化等から総合的に判断すること)
・まぶしさや白んだ感じが軽減する
・文字や物などが見やすくなる
・羞明によって生じる流涙等の不快感が軽減する
・暗転時に遮光眼鏡をはずすと暗順応が早くなる

※遮光眼鏡とは,羞明の軽減を目的として,可視光のうちの一部の透過を抑制するものであって,分光透過率曲線が公表されているものであること

※難病患者等に限り身体障害者手帳を要件としないものであり,それ以外は視覚障害により身体障害者手帳を取得していることが要件となる

の証明書は不要である.

税金の控除

1. 国 税

所得税控除:障害者本人または障害者を扶養する家族が対象になる.納税者本人が障害者の場合は,障害者控除として3～6級は27万円,1級と2級は40万円が所得金額から差し引かれる.

相続税・贈与税の控除:障害者が法定相続人で遺産を相続した場合に相続税が軽減される.控除額は1級と2級と3～6級とで異なる.相続税の障害者控除は相続人の年齢が満85歳までを控除の対象としており,相続人の年齢が若いほど相続後の生活期間が長く大変であることから控除額が大きくなる仕組みとなっている.85歳に達するまでの年数1年につき10万円(1級,2級では20万円)が障害者控除として相続税額から差し引かれる.

2. 地方税

住民税,自動車税:自治体によって減免となる金額や減免対象となる手帳の等級も異なるため,あらかじめ役所への問い合わせが必要である.たとえば自動車税は東京都では1～3級および4級の1,愛知県では1～4級が対象になるが,大阪府では1～6級が対象になる.

医療費

地方自治体によって対象となる手帳の等級が異なるが1,2級を対象とする自治体が多い.また,ほとんどの自治体で所得制限を設けており,問い合わせが必要である.該当すれば役所の福祉課で「重度障害者医療費助成金受給者証」の申請手続きを行う.

サービスや割引制度

公営住宅(市営住宅,都営住宅,県営住宅)への優先入居や家賃の減額:公営住宅入居に対する入居者選考の際に優先されることや家賃の減額などがあるが,都道府県,市町村によって異なるため問い合わせが必要である.

水道料金・下水道使用料:割引制度がある自治体もある.

青い鳥郵便はがき:日本郵便は手帳の等級が1級と2級を対象に通常はがきを20枚無償で提供して

いる.

有料道路の割引：有料道路では「身体障害者が自ら運転する」または「重度の身体障害者(1, 2級)が同乗し，障害者本人以外の者が運転する」場合に，事前に登録された自動車1台に対して障害者割引が実施されている.

NHK放送受信料半額免除：世帯構成員のいずれかの者が身体障害者手帳所有者でかつ世帯全員が市町村民税非課税の場合は全額免除，視覚障害者本人が世帯主でかつ受信契約者の場合は半額免除になる.

福祉施設の利用：身体障害者のための施設を利用する場合には身体障害者手帳が必要になる.

銀行窓口振込手数料の割引：窓口で身体障害者手帳を提示すれば振込手数料などの割引を受けることができる銀行もある.

代読・代筆：福祉制度における代読・代筆サービスは居宅介護と同行援護，地域生活支援事業の意思疎通支援事業で受けることができる. 居宅介護サービスではコミュニケーションの介助として，同行援護サービスでは移動に必要な情報の提供として代読・代筆が行われる. また，意思疎通支援事業として点訳・代筆・代読・音声訳等がある. 視覚障害者が困ることの1つに金融機関での自筆による署名がある. 2011年に金融庁が「主要行等向けの総合的な監督指針」と「中小・地域金融機関向けの総合的な監督指針」を出し，預貯金の取引において代読・代筆が可能となった. しかし実際には代筆を断られる場合が多いのであらかじめ先方に問い合わせておくと良い. 今後，金融機関側の周知徹底と実行が望まれる.

同行援護：視覚障害のため移動に著しい困難を有する障害者が同行援護を利用できるが，「視力障害」「視野障害」「夜盲」および「移動障害」について問うアセスメント調査票による点数で対象になるかどうかが決まる. 同行援護では"移動時及び外出先で必要な視覚的情報の支援(代筆・代読を含む)"，"移動時及びそれに伴う外出先において必要な移動の援護"，"排泄・食事等の介護その他外出する際に必要となる援助"を受けることができる.

就労：視覚障害者にとって職業の維持・継続は切実な問題である. 我が国では障害者における職業の安定を図ることを目的とし，企業や地方公共団体などに対して一定の割合で障害者を雇用する義務があることを定めた障害者雇用促進法がある. 障害者雇用促進法では，企業，国，地方公共団体などが，常勤職員数に応じて雇用しなくてはならない障害者の割合，すなわち「法定雇用率」が定められている.

災害時における支援：視覚障害者は災害時に避難をうながす情報の取得や避難所までの移動手段の確保が難しい. また，避難所で支援を必要とする事項も多く，日頃からの備えが重要である. 視覚障害は周囲の者に障害がわかりづらいため支援の必要性が他者に伝わりにくい. その際，支援を要する目印となるような"災害時支援用バンダナ"を配布する自治体もある(図4).

災害対策基本法では「地方自治体の市町村長は当該市町村に居住する避難行動要支援者の把握に努めるとともに，地域防災計画の定めるところにより，避難行動要支援者について避難の支援，安否の確認その他の避難行動要支援者の生命又は身体を災害から保護するために必要な避難支援等を実施するための基礎とする名簿を作成しておかなければならない」と定められている(名簿情報の提供は災害発生前では本人の同意が必要であるが，災害発生後はその限りではない). 避難行動要支援者登録について該当すると思われる患者には早めに自治体への相談を勧めたほうがよいと思われる.

日本ロービジョン学会ホームページから災害への備えについて記された「災害が起きたときのこと，考えていますか？」や，被災したときの対応について記された「被災してしまったら」をダウンロードできるので災害に対する患者への啓発に役立てたい.

NTT無料番号案内：事前に申込み・登録の手続

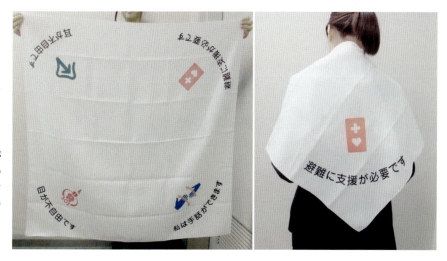

図 4.
「障がい者災害支援バンダナ」
(岐阜県関市が提供)
災害時に背中に羽織り,避難所等で配慮や援助が必要であることを周囲の人に伝えるために使用する(写真は関市市役所のご厚意による).

きをしておくと番号案内サービスが無料となる.
携帯電話の割引：大手キャリアでは基本使用料,通話料,通信料などに割引制度がある.
鉄道運賃・航空運賃：鉄道運賃,航空運賃は第1種と第2種とで割引が異なる.視覚障害の第1種は1～3級と,4級の1,第2種は4級の2と5～6級が該当する.第1種および第2種の区分は,身体障害者手帳の「旅客鉄道株式会社旅客運賃減額」欄に記入されている.

鉄道運賃(JR)の場合,第1種は本人と付き添い共に普通運賃が半額になる.第2種は障害者単独で割引になる.JR以外の鉄道会社では第1種,第2種とで異なる割引率が適用されている場合があり問い合わせが必要である.
バス,タクシー料金：バスは会社によって無料,3割引,5割引など割引率が異なる.また,身体障害者手帳の発行地の地域のみで割引になる場合もある.タクシー料金は1割引が一般的である.
映画館：全国ほとんどの映画館で割引される.
宿泊施設：都道府県や市区町村が運営する宿泊施設では,障害者割引を実施している施設が多い.
美術館・博物館・テーマパーク：身体障害者手帳を提示すれば無料になる,もしくは割引となる.

おわりに

厚生労働省は身体障害者手帳をカード型で交付することを決定した.今後は本人の希望で従来の手帳型かカード型かを選択できるようになり,各自治体で随時施行される予定である.カード型は財布に入る,提示しやすいなど利点も多いと思われ,今後広く普及することが望まれる.本稿で述べたように身体障害者手帳を取得することで行政的支援だけでなく民間のサービスも受けることができる.実際には各自治体や等級によって受けることができる内容が異なるため役所や該当する企業への問い合わせが必要になるが,情報は多いに越したことはない.視覚に障害があると情報の入手が困難になる.インターネットからの情報を得にくい高齢の視覚障害者も多いと思われる.我々眼科医からの情報提供も大切である.

特集／ロービジョンケア update

V. 福祉制度を知ろう

諸外国での身体障害者制度

加茂純子*

Key Words: FVS(Functional Vision Score), 英国 中途失明者のためのパスウェイ(adult UK sightloss pathway), オランダ 視覚喪失者への制度(Visio：system for Dutch sightloss persons)

Abstract：Colenbrander が発案し，実際に世界諸国で用いられ，視覚の国際基準であり，WHO の統計にも用いられている Functional Vision Score(FVS)について概説した．FVS はリハビリの見積もりにも，恩典の計算にも有用である．さらに実際に訪問した英国とオランダの制度について概説した．英国の視野の基準はあいまいであるが，視覚喪失の証明書を受けて行政が家庭訪問してその人のニーズを拾い，自立した生活に導くためにリハビリや介護に結び付ける職員がいる．オランダでは視力が 0.5 未満，視野半径が 30 度未満で医師が処方を書けばまずは地域のオプトメトリストで，さらに必要な人には盲学校を改革して視覚リハビリテーションセンターとなったところでリハビリを受ける．

国際基準である FVS

米国の 1925 年から続いた視機能評価法が現状に合わなくなったため，August Colenbrander は，視力と視野を点数化して統合する Functional Vision Score(FVS)を考案し 1993 年の Vision-93 で公式に提言した[1]．FVS は 1999 年に国際ロービジョン学会で，2002 年に(ICO)WOC(シドニー)で発表され支持された[2,3]．また，2001 年には American Medical Association(AMA)によって身体障害判定基準に採用され，AMA Guides5-6 版に掲載されている[4]．本邦では日本の眼科(2011)において筆者が詳説紹介を行った[5~10]．国際分類であるので，WHO の盲やロービジョン統計と照合できる．また，検者間，検者内の差異が少ないことが報告されている[11]．

1. FVS の計算過程概略

視力スコア(VAS)も視野スコア(VFS)も両眼機能を重視しつつも，片眼の障害を無視することのないよう配慮した加重平均をとる．まず，VAS と VFS からそれぞれの加重平均となる Functional Acuity Score(FAS)と Functional Field Score(FFS)を算出する．次に FAS と FFS を積算して，100 で割ることで Functional Vision Score を求める．複視や立体視，グレアや色覚の障害などオプションで 15 点まで調整できる．

2. 運用されている国

FVS は米国の 1/3 ほどの州，カナダ，オーストラリア，ニュージーランド，フィンランド，オランダ，アイスランド，台湾，韓国，香港，マレーシア，シンガポール，南アフリカ，アラブ首長国連邦，サウジアラビア，クエート，レバノンで 2011 の時点で採用され，スコアに応じて給付の計算，リハビリへの連結が行われる．

英国の方法

盲と部分的視覚がある．中途失明者が自立できるパスウェイがある．

* Junko KAMO, 〒400-0034 甲府市宝 1-9-1 甲府共立病院眼科，科長

1．定義：盲と部分的視覚に分類

a）盲

普段の仕事やある特定の職業の遂行が可能かではなく，低視力のために，どんな仕事をも遂行できないかどうか調べる．3つのグループに分けられる．①グループ1：−0.05未満の視力の人は盲（1mの視力表で測る），②グループ2：−0.05以上0.1未満0.05以上0.1未満の視力では，①は視野が非常に制限されれば盲となるが，②は障害が長く続き，順応した場合や視野が狭窄がない場合は盲ではない．③グループ3：−0.1以上だが視野の大半，特に狭窄が視野の下の場合には盲．同名半盲や両耳側半盲で中心視力が0.33以上の場合には盲ではない．

b）部分的視覚

定義内の盲でない人でも，実質的に永久の視力障害があれば，福祉サービスの対象になる．しかし社会保障給付や税金の控除などは適応にはならない．①0.05〜0.1で視野が完全な人，②0.25未満で視野の狭窄がある，透光体の混濁や無水晶体，③0.33以上で，半盲または著明な視野欠損，網膜色素変性症や緑内障など．

2．中途失明者が自立するための戦略

眼科に視覚喪失アドバイザーを置き，最近視覚喪失した患者の心理ケアをし，サービスやリハビリにつなげる．医師が視覚喪失証明書を書くと患者の同意のうえ，コピーが行政，ケアトラスト（介護），英国眼科学会（疾患・就労統計）また家庭医に届けられる．行政担当者は5日以内に患者に電話で登録のメリットを話し，同意すれば，2週間以内（緊急性があれば即刻）に家庭へ視機能を評価できる職員が出向き，リハビリにつなげ，無理ならばケアトラスト（介護）に結び付け，患者が自立して生きる助けをする．予防できる失明に対する対策をして，国全体の社会保障費が抑えられる．

より簡単で寛容なオランダ方式

オランダにはVisioというシステムがある．定義は簡単で視力は0.3未満，視野が半径30°未満となれば，ロービジョンと認められる．眼科医がVisioの紹介状を書けば，患者は町のオプトメトリストを訪ね，適当な補装具を選ぶことができる．この費用は国から支給される．さらに，歩行，料理，心理的ケアまたは就労などの相談が必要な人のためには，半径50km以内に多機能視覚リハビリテーション施設が配置されている．これらの施設は以前盲学校だったところであるが，少子高齢化に伴い，視覚リハビリテーションセンターに変革された．国に1つ宿泊型のリハビリ施設があるが，週末家族と過ごせるようにタクシーで帰る交通費も与えられる．難民もその恩恵を受け，オランダ語の指導時間も設け，独立した生活をすることができるまで世話する寛容な国家である．

文　献

1) Colenbrander A：the functional vision score：A coordinated scoring system for visual impairments, disabilities, and handicaps. In Kooiman AC, Looijestijn PL, et al(Eds)：Low Vision：Research and New Developments in Rehabilitation Studies in Health Technology and Informatics, IOS Press, Amsterdam, pp. 552-561, 1994.

2) Colenbrander A：Visual standards-aspects and ranges of vision loss. http://www.icoph.org/standards/visionres.html

3) Colenbrander A：Assessment of functional vision and its rehabilitation. Acta Ophthalmol, **88**：163-173, 2010.

4) Colenbrander A：The Visual system. in Rondinelli RD(ed)：Guides to the Evaluation of Permanent Impairment, 6th ed. American Medical Association(AMA)Publications, Chicago, pp. 281-319, 2008.(5th ed：Cochiarelli L, Anderson G, eds. pp. 277-304, 2001.)

5) 加茂純子：身体障害認定における視覚障害評価第1回 米国American Medical Association(AMA)が推奨する評価法と英国等のシステムについて．日本の眼科，**82**(2)：165-167, 2011.

6) 加茂純子：身体障害認定における視覚障害評価第2回 国際基準でありQuality of Life(QOL)との相関があるFunctional Vision Score(FVS)．日本の眼科，**82**：463-467, 2011.

7) 加茂純子：身体障害認定における視覚障害評価第3回 Visual Acuity Score(VAS)と Visual Field Score(VFS)の測定の実際. 日本の眼科，**82**(6)：755-758，2011.

8) 加茂純子：身体障害認定における視覚障害評価第4回 WHO の障害定義の変遷，FVS と Whole Person Impairment(WPI：個人に対するインパクト). 日本の眼科，**82**(8)：1069-1072，2011.

9) 加茂純子：身体障害認定における視覚障害評価第5回 自動視野計による評価にも対応しやすい Functional Field Score(FFS). 日本の眼科，**82**(10)：1339-1341，2011.

10) 加茂純子：身体障害認定における視覚障害評価第6回 ロービジョンケアへの連結，全国の視覚障害原因疾病統計に役立てる. 日本の眼科，**82**(12)：1617-1619，2011.

11) Langelaan M, Wouters B, Moll AC, et al：Intra- and inter-rater agreement and reliability of the Functional Field Score. Ophthalmic Physiol Opt, **25**：136-142, 2005.

特集/ロービジョンケア update

VI. 視覚障害者のための医療以外の力

ロービジョン機器取り扱い会社，視覚障害者に紹介できる施設と患者団体

吉田 治*

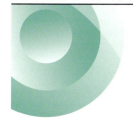

Key Words : 視覚補助具(low vision aids)，拡大読書器(closed circuit television : CCTV)，遮光眼鏡(light shielding spectacle)，支援団体(support association)，患者団体(patients advocacy group)

Abstract : ロービジョン機器取り扱い会社を，【補装具】遮光眼鏡・白杖等，【日常生活用具】拡大鏡・拡大読書器・音声対応機器・情報支援機器等ごとにまとめ，ロービジョン検査に対応する眼科検査機器を取り扱う会社を併せて紹介した．眼鏡店は，ロービジョン機器の取り扱いに経験豊富であって，ある程度のエリアをカバーできる会社をピックアップした．また，視覚障害者を支援する団体として，障害者福祉を推進する機関，就労支援機関，教育支援・学術機関，さまざまな訓練に対応する機関等に分類し紹介した．患者団体は，主に眼科疾患ごとに活動している団体をできる限り収載した．視覚障害に直結しない団体も含んでおり，これら団体ばかりでなく，あらゆる患者団体を案内する民間のポータルサイトも紹介した．

　視覚障害者が多用する視覚補助具の中で，一般的な眼科医や眼科医療従事者が知っているものは拡大読書器，遮光眼鏡，拡大鏡のごく一部と言って過言ではない．彼らが主に利用している視覚補助具や情報支援機器，数多ある日常生活上の便利グッズ等は，ほとんど目にする機会がなく知り得る機会もないと推測する．

　これら機器類の多くは，眼科医療機器会社が扱っておらず，医療分野以外のフィールドで製造，販売されているので，眼科関係者にとっては知る機会がないのも不思議ではない．まして，視覚障害者が生活していくために，日常生活の困難をどのように克服しているか，教育，就労の問題解決にはいかなる手段があるか，どのような福祉サービス・社会資源があるかなどは，この分野に積極的に関わろうとしない限り知ることができない．

　視覚障害者の教育，就労といった問題については，学際的協力の中で知り得ることがあっても，彼らが日常生活を送るうえで使用する調理器具，台所用品，文房具，日用雑貨などに視覚的配慮が施された便利グッズがあることは，一般の眼科関係者はまず知らないと思われる．

　そこで本稿では，視覚障害者向け補装具，日常生活用具，情報支援機器，便利グッズ等を取り扱う会社・組織を分野ごとに一覧とし(表1)，生活していくための手段を提供している法人・組織を福祉，教育，就労といった分野ごとに一覧とした(表2)．検索したい目的ごとに，分野別サイトにアクセスすることによって，得たい情報の一端に触れられるようにした．

　近年において，ICT機器の進歩発展は目覚ましく，世間に通常商品として出回っているスマホ，タブレット端末，スマートスピーカーなども視覚障害者にとっては有力な日常生活支援機器となっ

---

* Osamu YOSHIDA, 〒701-0114 倉敷市松島 666-4-101 日本ロービジョン学会，理事

ており，これら一般商品を視覚障害者が利用することについて，アドバイスをし，セミナーを開催している会社・組織もある．これらについては機器取り扱い会社一覧の情報支援機器に関わる会社や福祉，教育に関わるサイトの中から適宜検索していただきたい．通信機器を取り扱っている大手の会社（NTTdocomo等）には，障害者向けの専門窓口を有し視覚障害者へのサービスを提供しているところもあるので，問い合わせてみるのも良い．

眼科関係者には，これら一連のサイトがあることを理解したうえで，特に視覚的配慮が施された便利グッズなどについては，視覚障害者もその存在を知らないことがままあるので，彼らの生活困難を知った時にすぐさま供覧できるよう，（社福）日本点字図書館や（社福）日本盲人会連合などが発

行する総合カタログなどを常備しておくことをお勧めする．福祉サービスの詳細，社会資源については，自治体ごとに発行する「障害者サービスを紹介する冊子」が必ずと言ってあり，そこに詳しく記載されているので，それも入手し活用できるようにしておきたい．

併せて紹介した患者団体は，ほとんどが疾患ごとに組織されている団体で，その形態は任意団体であったり法人化されていたりさまざまである．多くの患者はこれら団体に参加することで共通の悩みを持つ者同士の情報交換の場となって，悩みの相談解決や心の安らぎを得られる場として有効に利用されている．眼科関係者は，これら患者団体があることを知っておくことも重要である．

表 1．ロービジョン機器取り扱い会社一覧

1．遮光眼鏡，眼鏡レンズ等製造
眼鏡レンズ，遮光レンズ等のレンズ製造専門企業．製品は眼鏡店から購入．

東海光学株式会社	http://www.tokaiopt.jp/
HOYA ビジョンケアカンパニー	http://www.vc.hoya.co.jp/

2．白杖，便利グッズ等製造，販売

株式会社 KOSUGE 　白杖の専門メーカー．	http://www.my-cane.com/
有限会社ジオム社 　白杖の専門企業だが，視覚補助具ほか便利グッズの取り扱いも多く，通販を基本とする．	http://www.gandom-aids.co.jp/
社会福祉法人日本点字図書館 　あらゆる視覚補助具，便利グッズを取り扱う．店頭販売他，通販も対応．取り扱い商品を掲載する総合カタログが便利．	http://www.nittento.or.jp/sale/index.html
社会福祉法人日本盲人会連合用具購買所 　あらゆる視覚補助具，便利グッズを取り扱う．充実した総合カタログやネット版カタログからの商品検索もできる．	http://www.normanet.ne.jp/~nichimo/yogu/index.html

3．拡大鏡，ルーペ輸入，製造，販売

株式会社エッシェンバッハ光学ジャパン 　ドイツエッシェンバッハ社の国内法人．あらゆる様式の拡大鏡の取り扱いのほか，単眼鏡，拡大読書器などの機器の取り扱いもある．	http://www.eschenbach-optik.co.jp/
株式会社サイモン 　英国コイル社ルーペの輸入代理店，その他，サングラス，コンパクトグラス，眼鏡関連商品を取り扱う．	https://www.simon-as.com/
テラサキ株式会社（ルーペハウス） 　国内，海外多数のメーカーの拡大鏡を取り扱う．店舗販売のほか，インターネット通販にも応じている．	http://www.terasaki-inc.jp/terasakiloupe-mailorder.html

4．拡大読書器ほか視覚支援機器の輸入，製造，販売
拡大読書器の輸入，製造，販売を中心に，拡大鏡，単眼鏡などを取り扱う．その他，主に器械関係の視覚支援機器を扱っている．

株式会社インサイト	http://www.s-insight.jp/
株式会社システムギアビジョン	http://www.sgv.co.jp/
株式会社ナイツ	http://www.neitz.co.jp/
株式会社日本テレソフト	http://www.nippontelesoft.com/
株式会社ユーフレックス	http://www.yuflex.jp/

表 1. つづき

5. 音声対応機器, 情報支援機器等製造, 販売

音声対応機器, コンピュータ対応, ICT 機器等, 情報支援を主とする企業. 視覚補助具等の販売をしている会社もある.

有限会社アットイーズ	http://www.kigaruni-net.com/
株式会社アメディア	http://www.amedia.co.jp/
シナノケンシ株式会社	http://www.shinanokenshi.com/japanese/
株式会社 Studio Gift Hands(スタジオギフトハンズ)	http://www.gifthands.jp/
株式会社高知システム開発	http://www.aok-net.com/
株式会社ラビット	http://rabbit-tokyo.co.jp/

6. 眼鏡店

眼鏡販売, 眼鏡調整等が主であるが, 遮光眼鏡, 特殊眼鏡(小児を含む)などの専門的知識を有する眼鏡店. 拡大鏡, 拡大読書器等の視覚補助具の販売も行う.

株式会社富士メガネ 　主な販売エリア：北海道	http://www.fujimegane.co.jp/
株式会社朝倉メガネ 　主な販売エリア：関東	http://www.asakuramegane.com/
株式会社オグラ 　主な販売エリア：関東, 東海	http://www.ogura-megane.co.jp/
株式会社高田眼鏡店 　主な販売エリア：関東	http://www.takata-optical.co.jp/
株式会社高田巳之助商店 　主な販売エリア：関東	http://www.takata-megane.co.jp/
株式会社キクチメガネ 　主な販売エリア：中京	https://www.kikuchi-megane.co.jp/
株式会社三城 　主な販売エリア：関東, 関西, 中国	http://www.paris-miki.co.jp/
株式会社ヨネザワ 　主な販売エリア：九州	http://www.yonezawa-web.co.jp/index.html

7. 検査機器等製造, 販売

一般社団法人日本眼科医療機器協会 　眼科医療機器を輸入・製造・販売する会社の団体. 手術・治療・検査・ロービジョン検査機器を取り扱う会社が検索できる.	https://www.joia.or.jp/
株式会社タカギセイコー 　ペリメーター, 字づまり・字ひとつ・白黒反転可能な視力表, コントラストグレアテスター等の眼科検査器械を製造・販売する.	http://www.takagi-j.com/
株式会社テイエムアイ 　小児眼科・ロービジョン検査機器の輸入販売を得意とする.	http://www.tmi-st.com/
株式会社はんだや 　読書チャート(MNREAD-J), 色覚検査表などを製造・販売する.	http://www.handaya.co.jp/

表 2. ロービジョンケアに関するインターネットサイト，患者団体一覧

視覚障害者福祉に関連するサイト

視覚障がい者ライフサポート機構"viwa"　　　http://www.viwa.jp/

　当事者，家族の悩みごと相談窓口．仕事上での困りごとをはじめ，若い世代の子育て，日常生活支援を行う．

NPO 法人全国視覚障害者情報提供施設協会　　　http://www.naiiv.net/

　全国にある点字図書館，視覚障害者情報支援センターを会員施設・団体として紹介．地域ごとに，視覚障害に関する情報支援拠点を検索できる．点字・録音図書の貸し出しや点字・録音コンテンツの製作も行っている．

NPO 法人全国盲老人福祉施設連絡協議会　　　http://www.zenmourouren.jp/index.htm

　視覚障害高齢者への福祉を専門とする．全国の高齢視覚障害者のために当協議会に加盟する老人ホーム 75 施設を地域に応じ紹介し，彼らへの福祉向上を目的として活動．加盟施設拡大を図っている．

社会福祉法人日本点字図書館　　　http://www.nittento.or.jp/

　点字図書，録音図書の取り扱い，対面朗読，点字教室，IT 教室とそのサービスは多岐にわたっている．用具販売所では視覚障害者のための視覚補助具全般，便利グッズ等の販売も行う．

社会福祉法人日本盲人会連合　　　http://nichimou.org/

　国内で最大規模の視覚障害当事者の全国組織で，都道府県・政令指定都市に 61 団体を有する連合体．視覚障害者政策としての人権，福祉，教育等の立案・決定に際し，陳情や要求活動を行い視覚障害者のニーズを反映させている．

就労支援に関連するサイト

独立行政法人高齢・障害・求職者雇用支援機構　　　http://www.jeed.or.jp/index.html

　障害者や高齢者を雇用しようとする企業への助成金支給，支援機器の紹介・助成などについて全国くまなく網羅する組織．当事者へは傘下の障害者職業センター，職業開発促進センターと連携し，就労促進を図っている．

認定 NPO 法人タートル　　　http://www.turtle.gr.jp/

　視覚障害者の就労問題について相談に乗る．運営も当事者によって行われ，彼らの経験を下に，眼科医や支援機関とも連携し積極的な就労支援活動を行う一方，就労後のアフターフォローにも継続した活動を行っている．

教育支援，学術に関連するサイト

独立行政法人国立特別支援教育総合研究所　　　http://www.nise.go.jp/cms/

　障害のある子どもの教育の充実・発展に寄与する研究組織．特別支援学校（盲学校），特別支援学級で学ぶ子どもや通級による指導を受ける子ども，発達障害等の子どもも対象とする．指導者のための研修，セミナーを実施．

全国盲学校一覧　　　http://ncwbj.or.jp/mo-gaku.html

　全国の盲学校，視覚特別支援学校が検索できる．入学前の就学相談，進路相談にも応じ，子どものあらゆる教育問題に対応するほか，あん摩マッサージ指圧師，鍼灸師養成の理療科を有し成人へも対応する．

視覚障害リハビリテーション協会　　　http://www.jarvi.org/

　福祉，教育，労働，医療分野等に所属する会員相互が交流し，視覚障害者への指導技術の向上を図り，視覚障害者・児のリハビリテーションの発展，普及に寄与している．年に一度の全国大会のほか，地域ブロック活動も盛ん．

日本ロービジョン学会　　　https://www.jslrr.org/

　日本眼科学会の関連学会だが，眼科医以外の医療従事者，教育，労働，福祉，ロービジョン機器関連企業関係者などさまざまな職種の方々で構成する学際的学会．国内唯一の学術学会として，そのメンバーは政府諮問会議などに派遣され活動している．

諸訓練（あん摩マッサージ指圧師，鍼灸師，盲導犬，日常生活，歩行等）機関のサイト

国立障害者リハビリテーションセンター自立支援局（所沢）　　　http://www.rehab.go.jp
函館視力障害センター　　　http://www.rehab.go.jp/hakodate/service.php
神戸視力障害センター　　　http://www.rehab.go.jp/kobe/
福岡視力障害センター　　　http://www.rehab.go.jp/fukuoka/

　全国を 4 地域に区分し，それぞれの地域から主に入所での訓練に対応する．訓練の柱は日常生活訓練，移動支援，コミュニケーション訓練である．あん摩マッサージ指圧師，鍼灸師養成も行っている．

社会福祉法人日本盲人職能開発センター　　　https://www.moushoku.or.jp/

　パソコン利用で事務職に挑戦する方たちへの職能開発訓練が柱．就労継続支援 B 型として，パソコンによる文字起こし業務では政府主催の審議会等に関わり，その実績は高い．

社会福祉法人日本ライトハウス　　　http://www.lighthouse.or.jp/

　大阪を拠点に関西地区で活動する視覚障害者のための総合的な支援組織．点字・パソコン指導，歩行・盲導犬・日常生活訓練などが受けられる．通所，入所での訓練のほか，出張での指導・訓練もある．

公益財団法人アイメイト協会　　　http://www.eyemate.org/

　当協会では盲導犬をアイメイトと呼称する．視覚障害者が白杖や晴眼者の助けなく，犬とだけで単独歩行できるようにすることが協会としての目指すゴールとなっている．

認定 NPO 法人全国盲導犬施設連合会　　　http://www.gd-rengokai.jp/about-gd/institution.html

　公益財団法人日本盲導犬協会 https://www.moudouken.net/ などを傘下に，全国にある盲導犬訓練施設を紹介する．盲導犬に関するさまざまなサービスの提供のほか，日常生活訓練を入所，通所，在宅で行っている．視覚障害手帳がなくても，訓練等のサービスを提供するところもある．

表 2. つづき

患者団体

加齢黄斑変性友の会 NPO 法人関西黄斑変性友の会	https://sites.google.com/site/amdtomonokai/home http://www.amdkansai.org/
それぞれが黄斑変性症の患者団体だが，東西にある別組織．ともに講演会活動や情報交換会を実施．疾患の早期発見，治療の重要性を訴え疾患の啓発を行う．	
みんなで勝ち取る眼球困難フロンティアの会	https://g-frontier. xyz/about-us/
高度の光過敏や眼痛で目を使うことが困難な方たちの患者団体で，現状では該当しない障害者手帳獲得を目指している．メルマガへの登録で会員となる．	
NPO 法人眼瞼下垂の会	https://gankenkasui.org/
患者交流会，医療講演会を開催．眼科と形成外科の専門外来を有する医療機関などを紹介．	
サルコイドーシス友の会	http://www.ne.jp/asahi/h/sato/
眼科以外にも，炎症による肉芽が生じる部位ごとに専門医とタイアップしている．西日本に支部を有し，医療講演会や相談会を開催．	
弱視者問題研究会（弱問研）	http://jakumonken.sakura.ne.jp/index.html
各種疾患に関わらず，ロービジョン（弱視者）となった方を支援する団体．交流会等を通じ，弱視者の存在を世間に認知させる活動を行う．	
公益社団法人日本糖尿病協会（糖尿病友の会）	https://www.nittokyo.or.jp/
糖尿病全般に関する患者団体であり，糖尿病網膜症専門ではないが，患者と家族の他，専門医・看護師・栄養士などで構成する．食事療法の勉強会，料理教室なども開催．	
NPO 法人日本マルファン協会	http://www.marfan.jp/
症状によって専門医を紹介する．会報誌を発行し，講演会，交流会を通じマルファン症候群の啓発に努めている．	
公益社団法人日本網膜色素変性症協会	http://jrps.org/
網膜色素変性症の患者団体であるとともに，学術団体でもある．都道府県に支部組織を有し患者・支援者・研究者よる三位一体の組織で，治療法の確立と生活の質向上を目指している．	
ベーチェット病友の会	http://behcets.web.fc2.com/index.html
会報誌を発行し，医療講演会，相談会を開催．電話相談にも応じ，ベーチェット病の治療費公費負担の実現を目指している．	
一般社団法人緑内障フレンドネットワーク	http://www.gfnet.gr.jp/
緑内障の患者団体．適宜電話相談を実施の他，日本緑内障学会とタイアップして市民公開講座などを開催．眼圧・眼底・視野検査の健康診断導入を行政に働きかけている．	
レーベル病患者の会	http://leber.web.fc2.com/
レーベル病の患者団体．患者同士の情報交換を積極的に推進し，互いの悩みを共有することでそれぞれの悩み軽減に努めている．	
NPO 法人全国 LD 親の会	http://www.jpald.net/
視覚障害を疑った結果，学習障害だったような場合などの相談に応じる．出版物等多数あり．	
視覚障害をもつ医療従事者の会（ゆいまーる）	http://yuimaal.org/index.html
視覚障害がありながら医療現場で活動する方たちの当事者団体．情報交換と親睦を図っている．	
かんしん広場（患者団体・サポート団体を探すサイト）	http://www.kanshin-hiroba.jp/
株式会社 e ヘルスケアが運営するポータルサイトで，各種患者団体やそのサポート団体を検索することができる．	

> 巻末資料

身体障害者手帳・視覚障害認定に関係する法令および通知（抜粋）

身体障害者手帳や障害認定を規定する法令および通知のうち，視覚障害に直接関係する部分のみを抜粋し，制度全般に関する総括的事項，視力障害の認定に関する事項，視野障害の認定に関する事項ごとにまとめて配列した.　　　　　　　　（永井春彦）

出典　　　　　　　　　　　　　　　　　　　　〔2019年4月1日現在〕

法	身体障害者福祉法　昭和24年法律第283号
施行規則	身体障害者福祉法施行規則　昭和25年厚生省令第15号
認定基準	身体障害者障害程度等級表の解説（身体障害認定基準）について
	平成15年1月10日厚生労働省社会・援護局障害保健福祉部長通知
認定要領	身体障害認定基準の取扱い（身体障害認定要領）について
	平成15年1月10日厚生労働省社会・援護局障害保健福祉部企画課長通知
疑義解釈	身体障害者認定基準等の取扱いに関する疑義について
	平成15年2月27日厚生労働省社会・援護局障害保健福祉部企画課長通知

（※計算式や図表の一部については，わかりやすく表記を改め，一部は本文中に転載した）

1．身体障害者手帳・視覚障害認定に関する総括的事項

法

（身体障害者）

第四条　この法律において，「身体障害者」とは，別表に掲げる身体上の障害がある十八歳以上の者であつて，都道府県知事から身体障害者手帳の交付を受けたものをいう.

（身体障害者手帳）

第十五条　身体に障害のある者は，都道府県知事の定める医師の診断書を添えて，その居住地（居住地を有しないときは，その現在地）の都道府県知事に身体障害者手帳の交付を申請することができる. ただし，本人が十五歳に満たないときは，その保護者（親権を行う者及び後見人をいう. ただし，児童福祉法第二十七条第一項第三号又は第二十七条の二の規定により里親に委託され，又は児童福祉施設に入所した児童については，当該里親又は児童福祉施設の長とする. 以下同じ.）が代わつて申請するものとする.

2　前項の規定により都道府県知事が医師を定めるときは，厚生労働大臣の定めるところに従い，かつ，その指定に当たつては，社会福祉法第七条第一項に規定する社会福祉に関する審議会その他の合議制の機関（以下「地方社会福祉審議会」という.）の意見を聴かなければならない.

3　第一項に規定する医師が，その身体に障害のある者に診断書を交付するときは，その者の障害が別表に掲げる障害に該当するか否かについて意見書をつけなければならない.

4　都道府県知事は，第一項の申請に基いて審査し，その障害が別表に掲げるものに該当すると認めたときは，申請者に身体障害者手帳を交付しなければならない.

5　前項に規定する審査の結果，その障害が別表に掲げるものに該当しないと認めたときは，都道府県知事は，理由を附して，その旨を申請者に通知しなければならない.

6　身体障害者手帳の交付を受けた者は，身体障害者手帳を譲渡し又は貸与してはならない.

7　身体に障害のある十五歳未満の者につき，その保護者が身体障害者手帳の交付を受けた場合において，本人が満十五歳に達したとき，又は本人が満十五歳に達する以前にその保護者が保護者でなくなつたときは，身体障害者手帳の交付を受けた保護者は，すみやかにこれを本人又は新たな保護者に引き渡さなければならない.

8　前項の場合において，本人が満十五歳に達する以前に，身体障害者手帳の交付を受けたその保護者が死亡したときは，その者の親族又は同居の縁故者でその身体障害者手帳を所持するものは，すみやかにこれを新たな保護者に引き渡さなければならない.

9　前二項の規定により本人又は新たな保護者が身体障害者手帳の引渡を受けたときは，その身体障害者手帳は，本人又は新たな保護者が交付を受けたものとみなす.

10　前各項に定めるものの外，身体障害者手帳に関し必要な事項は，政令で定め

（身体障害者手帳の返還）

第十六条　身体障害者手帳の交付を受けた者又はその者の親族若しくは同居の縁故者でその身体障害者手帳を所持するものは，本人が別表に掲げる障害を有しなくなつたとき，又は死亡したときは，すみやかに身体障害者手帳を都道府県知事に返還しなければならない.

2 都道府県知事は，次に掲げる場合には，身体障害者手帳の交付を受けた者に対し身体障害者手帳の返還を命ずることができる.

一 本人の障害が別表に掲げるものに該当しないと認めたとき.

二 身体障害者手帳の交付を受けた者が正当な理由がなく，第十七条の二第一項の規定による診査又は児童福祉法第十九条第一項の規定による診査を拒み，又は忌避したとき.

三 身体障害者手帳の交付を受けた者がその身体障害者手帳を他人に譲渡し又は貸与したとき.

3 都道府県知事は，前項の規定による処分をするには，文書をもつて，その理由を示さなければならない.

4 市町村長は，身体障害者につき，第二項各号に掲げる事由があると認めるときは，その旨を都道府県知事に通知しなければならない.

第十七条 前条第二項の規定による処分に係る行政手続法(平成五年法律第八十八号)第十五条第一項の通知は，聴聞の期日の十日前までにしなければならない.

別表(視覚障害抜粋)

一 次に掲げる視覚障害で，永続するもの

1 両眼の視力(万国式試視力表によつて測つたものをいい，屈折異常がある者については，矯正視力について測つたものをいう. 以下同じ.)がそれぞれ〇・一以下のもの

2 一眼の視力が〇・〇二以下，他眼の視力が〇・六以下のもの

3 両眼の視野がそれぞれ一〇度以内のもの

4 両眼による視野の二分の一以上が欠けているもの

施行規則

別表第5号(視覚障害抜粋)

級別　視覚障害

1級　視力の良い方の眼の視力(万国式試視力表によつて測つたものをいい，屈折異常のある者については，矯正視力について測つたものをいう. 以下同じ.)が0.01以下のもの

2級
1 視力の良い方の眼の視力が0.02以上0.03以下のもの
2 視力の良い方の眼の視力が0.04かつ他方の眼の視力が手動弁以下のもの
3 周辺視野角度(Ⅰ/4視標による. 以下同じ.)の総和が左右眼それぞれ80度以下かつ両眼中心視野角度(Ⅰ/2視標による. 以下同じ.)が28度以下のもの
4 両眼開放視認点数が70点以下かつ両眼中心視野視認点数が20点以下のもの

3級
1 視力の良い方の眼の視力が0.04以上0.07以下のもの(2級の2に該当するものを除く.)
2 視力の良い方の眼の視力が0.08かつ他方の眼の視力が手動弁以下のもの
3 周辺視野角度の総和が左右眼それぞれ80度以下かつ両眼中心視野角度が56度以下のもの
4 両眼開放視認点数が70点以下かつ両眼中心視野視認点数が40点以下のもの

4級
1 視力の良い方の眼の視力が0.08以上0.1以下のもの(3級の2に該当するものを除く.)
2 周辺視野角度の総和が左右眼それぞれ80度以下のもの
3 両眼開放視認点数が70点以下のもの

5級
1 視力の良い方の眼の視力が0.2かつ他方の眼の視力が0.02以下のもの
2 両眼による視野の2分の1以上が欠けているもの
3 両眼中心視野角度が56度以下のもの
4 両眼開放視認点数が70点を超えかつ100点以下のもの
5 両眼中心視野視認点数が40点以下のもの

6級　視力の良い方の眼の視力が0.3以上0.6以下かつ他方の眼の視力が0.02以下のもの

認定基準

第1 総括事項

1 身体障害者福祉法(昭和24年法律第283号. 以下「法」という.)は，身体障害者の更生援護を目的とするものであるが，この場合の「更生」とは必ずしも経済的，社会的独立を意味するものではなく，日常生活能力の回復をも含む広義のものであること. 従って，加齢現象に伴う身体障害及び意識障害を伴う身体障害についても，日常生活能力の回復の可能性又は身体障害の程度に着目することによって障害認定を行うことは可能であること. なお，意識障害の場合の障害認定は，常時の医学的管理を要しなくなった時点において行うものであること.

2 法別表に規定する「永続する」障害とは，その障害が将来とも回復する可能性が極めて少ないものであれば足りるという趣旨であって，将来にわたって障害程度が不変のものに限られるものではないこと.

3 乳幼児に係る障害認定は，障害の種類に応じて，障害の程度を判定することが可能となる年齢(概ね満3歳)以降に行うこと. また，第2の個別事項の解説は主として18歳以上の者について作成されたものであるから，児童の障害程度の判定については，その年齢を考慮して妥当と思われる等級を認定すること. この場合，治療や訓練を行うことによって将来障害が軽減すると予想されるときは，残存すると予想される障害の限度でその障害を認定して身体障害者手帳を交付し，必要とあれば適当な時期に診査等によって再認定を行うこと.

4 身体障害の判定に当たっては，知的障害等の有無にかかわらず，法別表に掲げる障害を有すると認められる者は，法の対象として取り扱って差し支えないこと. なお，身体機能の障害が明らかに知的障害等に起因する場合は，身体障害として認定することは適当ではないので，この点については，発達障害の判定に十分な経験を有する医師(この場合の発達障害には精神及び運動感覚を含む.)の診断を求め，適切な取扱いを行うこと.

5 7級の障害は，1つのみでは法の対象とならないが，7級の障害が2つ以上重複する場合又は7級の障害が6級以上の障害と重複する場合は，法の対象となるものであること.

6 障害の程度が明らかに手帳に記載されているものと異なる場合には，法第17条の2第1項の規定による診査によって再認定を行うこと. 正当な理由なくこの診査を拒み忌避したときは，法第16条第2項の規定による手帳返還命令等の手段により

障害認定の適正化に努めること.

認定要領

第1 視覚障害

1 診断書の作成について

身体障害者診断書においては,眼の障害は視力障害と視野障害とに区分し,原因の如何を問わずそれらの障害の永続する状態について,その障害を認定するために必要な事項を記載する.併せて,障害程度の認定に関する意見を付す.

（1）「総括表」について

ア 「障害名」について

障害の部位とその部分の機能障害の状態を記載する.（両眼視力障害,両眼視野障害等）

イ 「原因となった疾病・外傷名」について

視覚障害の原因となったいわゆる病名であり,障害の分野別に具体的な傷病名を記載する.（糖尿病網膜症,緑内障,加齢黄斑変性等）傷病発生年月日の記載については,初診日でもよく,不明確な場合は推定年月を記載する.

ウ 「参考となる経過・現症」について

通常の診療録に記載される内容のうち,身体障害者としての障害認定の参考となる事項を摘記する.現症については,別様式診断書「視覚障害の状況及び所見」の所見欄に記載された事項から必要に応じ摘記する.

エ 「総合所見」について

傷病の発生から現状に至る経過及び現症を通じて身体障害者としての障害認定に必要な症状の固定又は永続性の状態を記載する.成長期の障害,進行性病変に基づく障害,手術等により障害程度に変化が予測される場合は,将来再認定の時期等を記載する.

2 障害程度の認定について

（1）視覚障害は視力障害と視野障害とに区分して認定し,それら両方が身体障害者障害程度等級表に掲げる障害に該当する場合は,身体障害認定基準の障害が重複する場合の取扱いにより,上位等級に認定することが可能である.

（5）乳幼児の視覚障害の認定時期については,無眼球など器質的所見が明らかな事例は別として,医学的に判定が可能となる年齢は,一般的には概ね満3歳時以降と考えられるので,その時期に障害認定を行うことが適当である.ただし,視覚誘発電位（VEP）,縞視力（preferential looking法（PL法）とgrating acuity card法（TAC））で推定可能なものは,3歳以下で認定しても差し支えない.

なお,成長期の障害,進行性の障害,近い将来手術の予定される場合等については,将来再認定の要否等について明確に記載する必要がある.

疑義解釈

1.質疑：2歳児で,右眼球摘出による視力0,左眼視力測定不能（瞳孔反応正常）の場合,幼児の一般的な正常視力（0.5～0.6）をもって左眼視力を推定し,6級に認定することは可能か.

回答：乳幼児の視力は,成長につれて発達するものであり,この場合の推定視力は永続するものとは考えられず,6級として認定することは適当ではない.障害の程度を判定することが可能となる年齢（概ね満3歳）になってから,認定を行うことが適

当と考えられる.

2.質疑：片眼の視力を全く失ったものでも,他眼の矯正視力が0.7以上あれば視力障害には該当しないが,片眼の視野が全く得られないことから,視野の1/2以上を欠くものとして視野障害として認定できるか.

回答：片眼の視力を全く失ったもので,他眼の矯正視力が0.7以上ある場合,視覚障害の認定の有無,程度は,他眼の視野の状態により異なるため,通常の流れで視野検査を行い評価する必要がある.

3.質疑：視力,視野ともに認定基準には該当しないが,脳梗塞後遺症による両眼瞼下垂のため開眼が困難で,実効的視力が確保できない場合はどのように取り扱うのか.

回答：眼瞼下垂をもって視覚障害と認定することは適当ではない.

2.視力障害の認定に関する事項

認定基準

第2 個別事項

一視覚障害

1 総括的解説

（1）屈折異常がある者については,最も適正なレンズを選び,矯正視力によって判定する.

（2）視力表は万国式を基準とした視力表を用いるものとする.

2 各項解説

（1）視力障害

ア 視力は万国式試視力表によって測ったものをいい,屈折異常のある者については,矯正視力を用いる.

両眼の視力を別々に測定し,視力の良い方の眼の視力と他方の眼の視力とで等級表から等級を求める.等級の換算表（表1）の横軸には視力の良い方の眼の視力,縦軸には他方の眼の視力が示してある.

イ 両眼を同時に使用できない複視の場合は,非優位眼の視力を0として取り扱う.例えば,両眼とも視力が0.6で眼筋麻痺により複視が起こっていて,日常生活で片眼を遮閉しなければならないような場合には,一眼の視力を0とみなし6級となる.なお,顕性の眼位ずれがあっても,両眼複視を自覚しない場合には,これには該当しない.

表1.視力障害の等級表（省略：本文82頁表2参照）

認定要領

1 診断書の作成について

（2）「視覚障害の状況及び所見」について

ア 視力は,万国式試視力表又はこれと同一の原理に基づく試視力表により測定する.視標面照度は500～1,000ルクス,視力検査室の明るさは50ルクス以上で視標面照度を上回らないこととし,試視力表から5mの距離で視標を判読することによって行う.

イ 屈折異常のある者については,矯正視力を測定するが,この場合最良視力が得られる矯正レンズによって得られた視力を採用する.眼内レンズ挿入眼は裸眼と同等に扱い,屈折異常が

ある場合は適正に矯正した視力を採用する.
2 障害程度の認定について
(2) 視力の判定は矯正視力によることとされているが，最良視力が得られる矯正レンズの装用が困難な場合や両眼視の困難な複視の場合は，障害認定上の十分な配慮が必要である

疑義解釈
4．質疑：外眼筋麻痺等による斜視により，両眼視が不可能な場合は，認定基準の「両眼を同時に使用できない複視の場合は，非優位眼の視力を0として取り扱う」との規定を準用し，両眼視のできない複視と同様に捉えて障害認定を行ってよいか．
回答：これは，眼筋麻痺等によって，片眼を遮閉しないと生活ができない程度の複視の場合に適用される．両眼視のできない場合を，全て複視と同様に扱うことは適当ではない．明らかな眼位の異常があっても両眼複視を自覚しない場合にはこれらに該当しない．

3．視野障害の認定に関する事項

認定基準
第2 個別事項
一視覚障害
1 総括的解説
(3) 視野はゴールドマン型視野計，あるいは自動視野計を用いて測定する.
ゴールドマン型視野計を用いる場合は，「周辺視野角度（I/4視標による）の総和が左右眼それぞれ80度以下のもの」，「両眼による視野の2分の1以上が欠けているもの」をI/4の視標を用い判定する．「両眼中心視野角度（I/2視標による）」はI/2の視標を用いて中心視野角度を測定した値により判定する．
自動視野計を用いる場合は，両眼開放視認点数の算定には，両眼開放エスターマンテスト（図1）で120点を測定する．中心視野視認点数の算定には，10-2プログラム（図2）で中心10度内を2度間隔で68点測定する．
2 各項解説
(2) 視野障害
ア　ゴールドマン型視野計を用いる場合は，「周辺視野角度（I/4視標による）の総和が左右眼それぞれ80度以下のもの」，「両眼中心視野角度（I/2視標による）」を以下によって判定する.
(ア) I/4の視標による8方向の周辺視野角度（上・内上・内・内下・下・外下・外・外上8方向の角度）の総和が左右眼それぞれ80度以下であるかどうかを判定する．8方向の周辺視野角度はI/4視標が視認できない部分を除いて算出する．
I/4の視標で，周辺にも視野が存在するが中心部の視野と連続しない場合は，中心部の視野のみで判定する．
I/4の視標で，中心10度以内に視野が存在しない場合は，周辺視野角度の総和が80度以下として取り扱う．
(イ) I/2の視標による8方向の中心視野角度の総和を左右眼それぞれ求める．8方向の中心視野角度はI/2視標が視認できない部分を除いて算出する．さらに，次式により，両眼中心視野角度を計算する（小数点以下は四捨五入し，整数で表す）．

> 両眼中心視野角度 = {(3×中心視野角度の総和が大きい方の眼の中心視野角度の総和) + (中心視野角度の総和が小さい方の眼の中心視野角度の総和)} ÷ 4

なお，I/2の視標で中心10度以内に視野が存在しない場合は，中心視野角度の総和は0度として取り扱う．
イ　自動視野計を用いる場合は，両眼開放視認点数及び両眼中心視野視認点数を以下の方法で判定する．
(ア) 視標サイズIIIによる両眼開放エスターマンテストで両眼開放視認点数が70点以下かどうかを判定する．
(イ) 視標サイズIIIによる10-2プログラムで測定を行い，左右眼それぞれ感度が26 dB以上の検査点数を数え中心視野視認点数を求める．dBの計算は，背景輝度31.5asbで，視標輝度10,000asbを0 dBとしたスケールで算定する．さらに，次式により，両眼中心視野視認点数を計算する（小数点以下は四捨五入し，整数で表す）．

> 両眼中心視野視認点数 = {(3×中心視野視認点数が多い方の眼の中心視野視認点数) + (中心視野視認点数が少ない方の眼の中心視野視認点数)} ÷ 4

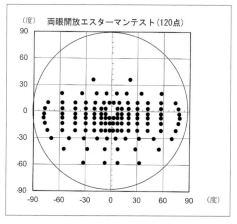

図 1.

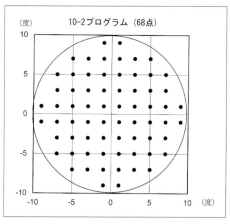

図 2.

ウ 「両眼による視野の2分の1以上が欠けているもの」とは，両眼で一点を注視しつつ測定した視野が，生理的限界の面積の2分の1以上欠損している場合の意味である．
(ア) 視野の生理的限界は，左右眼それぞれに上・内上・内・内下60度，下70度，外下80度，外95度，外上75度である．
(イ) ゴールドマン型視野計を用いる場合は，左右眼それぞれに測定したI/4の視標による視野表を重ね合わせることで，両眼による視野の面積を得る．その際，面積は厳格に計算しなくてよい．
(ウ) 自動視野計を用いる場合は，両眼開放エスターマンテストで視認点数が100点以下である．

エ なお，ゴールドマン型視野計又は自動視野計を用いた場合の等級判定について，表2のとおり示したので参照されたい．

表2．視野障害の等級表(省略：本文83頁表3参照)

[認定要領]
1 診断書の作成について
(2) 「視覚障害の状況及び所見」について
ウ 視野の測定には，ゴールドマン型視野計又は自動視野計を用いる．ゴールドマン型視野計で判定する場合は，I/4，I/2の視標を用いる．自動視野計で判定する場合は，視標サイズIII

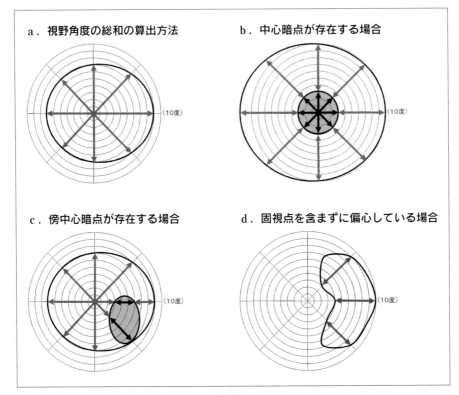

図 3.

a：8方向の経線(上・内上・内・内下・下・外下・外・外上)とイソプタとの交点の角度を視野角度とし，その合計を視野角度の総和とする．
(7+7+7+7+7+8+9+8) = 60(度)

b：中心暗点が存在する場合は，各経線とイソプタとの交点の角度から，暗点と重なる部分の角度を差し引いて視野角度とし，その合計を視野角度の総和とする．
(10-3) + (11-3) + (12-3) + (11-3) +
(10-3) + (10-3) + (10-3) + (10-3) = 60(度)

c：傍中心暗点が存在する場合は，各経線とイソプタとの交点の角度から，暗点と重なる部分の角度を差し引いて視野角度とし，その合計を視野角度の総和とする．
7+7+7+7+7+(8-5)+(9-3)+8 = 52(度)

d：イソプタが，固視点を含まずに偏心している場合，イソプタが経線と重なる部分を視野角度とし，その合計を視野角度の総和とする．
0+0+0+0+0+5+6+6 = 17(度)

を用い，両眼開放エスターマンテスト，ならびに10-2プログラムを用いる．ゴールドマン型視野計では中心30度内は適宜矯正レンズを使用し，30度外は矯正レンズを装用せずに測定する．自動視野計では10-2プログラムは適宜矯正レンズを使用し，両眼開放エスターマンテストは矯正眼鏡を装用せずに実施する．
エ　ゴールドマン型視野計又は自動視野計の結果は，診断書に添付する．
オ　現症については，前眼部，中間透光体及び眼底についての病変の有無とその状態を記載する．
2　障害程度の認定について
(3) 視野の判定は，ゴールドマン型視野計又は自動視野計のどちらか一方で行うこととし，両者の測定結果を混在させて判定することはできない．
(4) 自動視野計を用いて測定した場合において，等級判定上信頼性のある測定が困難な場合は，ゴールドマン型視野計で評価する．

☐**疑義解釈**

5．質疑：視野障害の認定について，次のような中心視野の判断を要するような事例の判断について，
ア．中心視野を含めた視野全体について，Ⅰ/2の視標のみを用いて測定した結果で申請が出ているが，どのように判断すべきか．
イ．矯正視力が右0.7，左0.3のもので，Ⅰ/4の視標を用いた周辺視野角度の総和が左右眼それぞれ80度以下であるが，Ⅰ/2の視標では視標そのものが見えず，両眼中心視野角度が0度となる場合は，視野障害2級として認定して差し支えないか．
回答：ア．視野障害の申請には，視野図の添付が必要である．Ⅰ/4の視標での周辺視野の測定結果の記載も不可欠であり，Ⅰ/2の視標による計測結果のみをもって判断することは適当ではない．
イ．Ⅰ/4の視標による周辺視野角度の総和が左右眼それぞれ80度以下であり，中心視野についてⅠ/2の視標を用いて測定した場合の両眼中心視野角度が0度であれば，中心視力があっても2級として認定することが適当と考えられる．

6．質疑：ゴールドマン型視野計と自動視野計の両の測定結果を組み合わせて判定を行ってもよいか．
回答：ゴールドマン型視野計と自動視野計の測定結果を混在し

て評価に使用することはできない．それぞれの視野計のみの結果を用い判定を行う必要がある．ただし，どちらの視野計を用いるかは診断医の判断による．また，自動視野計において等級判定上信頼性のある測定が困難な場合は，ゴールドマン型視野計で評価する．

7．質疑：ゴールドマン型視野計のⅠ/4視標，又は両眼開放エスターマンテストが正常範囲であっても，両眼中心視野角度又は両眼中心視野視認点数(10-2プログラム)に異常があった場合，等級判定を行ってよいか．
回答：ゴールドマン型視野計では，Ⅰ/4視標に異常がなくとも，Ⅰ/2視標による両眼中心視野角度が56度以下であれば5級と判定される．自動視野計では，両眼開放エスターマンテストに異常がなくても，10-2プログラムにおける両眼中心視野視認点数が40点以下であれば5級と判定される．

8．質疑：ゴールドマン型視野計で周辺視野角度の総和が左右眼それぞれ80度以下とは，どのように算出すればよいか．
回答：ゴールドマン型視野計を用いる場合は，Ⅰ/4の視標による8方向の周辺視野角度の総和が左右とも80度以下であるかどうかを判定する．その際には8方向の周辺視野角度はⅠ/4視標が視認できない部分を除いて算出する(図3)．

9．質疑：ゴールドマン型視野計でⅠ/2視標による8方向の中心視野角度の総和を左右眼それぞれ求める時，中心暗点，傍中心暗点が存在する場合，中心視野が固視点を含まずに偏心している場合の計算はどのように行うか．
回答：8方向の中心視野角度は，Ⅰ/2視標が視認できない部分を除いて算出する(図3)．Ⅰ/2視標で中心10度以内に視野が存在しない場合は，中心視野角度の総和は0度として取り扱う．

10．質疑：視野検査の結果は，必要事項を診断書に記載すればよいのか．
回答：ゴールドマン型視野計，自動視野計のいずれを用いた場合も視野図を診断書に添付する必要がある．ゴールドマン型視野計を用いた視野図を添付する場合には，どのイソプタがⅠ/4の視標によるものか，Ⅰ/2の視標によるものかを明確に区別できるように記載する．

ピン・ボード

第 31 回日本眼瞼義眼床手術学会

会　期：2020 年 2 月 22 日(土)
会　長：垣淵正男(兵庫医科大学形成外科学講座　主任教授)
会　場：兵庫医科大学平成記念会館
　　　　〒 663-8124　兵庫県西宮市小松南町 2-6
　　　　TEL：0798-45-6753
テーマ：様々な視点から
HP：http://plaza.umin.ac.jp/~gigan31/
演題募集期間：2019 年 10 月 8 日(火)～2019 年 11 月 13 日(水)
事務局：兵庫医科大学形成外科
　　　　第 31 回眼瞼義眼床手術学会事務局
　　　　〒 663-8501　兵庫県西宮市武庫川町 1 番 1 号
　　　　Tel：0798-45-6753　Fax：0798-45-6975
　　　　Email：gigan31@hyo-med.ac.jp

全日本病院出版会のホームページの
"きっとみつかる特集コーナー"をご利用下さい!!

☞ 学会売上好評書籍のご案内や関連特集本コーナーで欲しい書籍が見つかりやすくなりました。
☞ 定期雑誌の最新号や、新刊書籍の情報をすばやくお届けします。
☞ 検索キーワードの入力でお探しの本がカンタンに見つかる、便利な「検索機能」付きです。
☞ 雑誌・書籍の目次、各論文のキーポイントも閲覧できます。

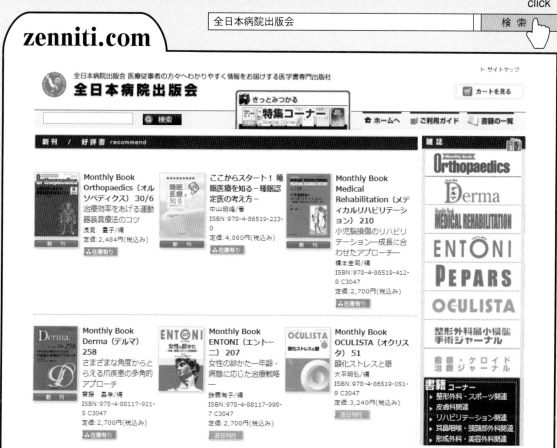

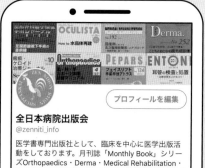

全日本病院出版会　公式 twitter 始めました！

弊社の書籍・雑誌の新刊情報、好評書のご案内を中心に、タイムリーな情報を発信いたします！
全日本病院出版会公式アカウント (**@zenniti_info**) をぜひご覧ください！

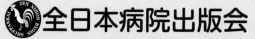

〒113-0033　東京都文京区本郷 3-16-4　　Tel:03-5689-5989
www.zenniti.com　　　　　　　　　　　　Fax:03-5689-8030

FAXによる注文・住所変更届け

改定：2015年1月

　毎度ご購読いただきましてありがとうございます．
　読者の皆様方に小社の本をより確実にお届けさせていただくために，FAXでのご注文・住所変更届けを受けつけております．この機会に是非ご利用ください．

◎ご利用方法

　FAX専用注文書・住所変更届けは，そのまま切り離してFAX用紙としてご利用ください．また，注文の場合手続き終了後，ご購入商品と郵便振替用紙を同封してお送りいたします．**代金が5,000円をこえる場合，代金引換便とさせて頂きます．**その他，申し込み・変更届けの方法は電話，郵便はがきも同様です．

◎代金引換について

　本の代金が5,000円をこえる場合，代金引換とさせて頂きます．配達員が商品をお届けした際に，現金またはクレジットカード・デビットカードにて代金を配達員にお支払い下さい(本の代金＋消費税＋送料)．(※年間定期購読と同時に5,000円をこえるご注文を頂いた場合は代金引換とはなりません．郵便振替用紙を同封して発送いたします．代金後払いという形になります．送料は定期購読を含むご注文の場合は頂きません)

◎年間定期購読のお申し込みについて

　年間定期購読は，1年分を前金で頂いておりますため，代金引換とはなりません．郵便振替用紙を本と同封または別送いたします．送料無料，また何月号からでもお申込み頂けます．
　毎年末，次年度定期購読のご案内をお送りいたしますので，定期購読更新のお手間が非常に少なく済みます．

◎住所変更届けについて

　年間購読をお申し込みされております方は，その期間中お届け先が変更します際，必ずご連絡下さいますようよろしくお願い致します．

◎取消，変更について

　取消，変更につきましては，お早めにFAX，お電話でお知らせ下さい．
　返品は，原則として受けつけておりませんが，返品の場合の郵送料はお客様負担とさせていただきます．その際は必ず小社へご連絡ください．

◎ご送本について

　ご送本につきましては，ご注文がありましてから約1週間前後とみていただきたいと思います．お急ぎの方は，ご注文の際にその旨をご記入ください．至急送らせていただきます．2〜3日でお手元に届くように手配いたします．

◎個人情報の利用目的

　お客様から収集させていただいた個人情報，ご注文情報は本サービスを提供する目的(本の発送，ご注文内容の確認，問い合わせに対しての回答等)以外には利用することはございません．

　その他，ご不明な点は小社までご連絡ください．

株式会社 全日本病院出版会

〒113-0033 東京都文京区本郷 3-16-4-7F
電話 03(5689)5989　FAX03(5689)8030　郵便振替口座 00160-9-58753

FAX 専用注文書 眼科 1908

年　月　日

○印	MB　OCULISTA 5周年記念書籍	定価(税込8%)	冊数
	すぐに役立つ眼科日常診療のポイント —私はこうしている—	10,260 円	

(本書籍は定期購読には含まれておりません)

○印	MB　OCULISTA	定価(税込8%)	冊数
	2019 年___月～12 月定期購読(No.70～81:計 12 冊)(送料弊社負担)		
	No.76　流涙を診たらどうするか	3,240 円	
	No.75　知っておきたい稀な網膜・硝子体ジストロフィ	3,240 円	
	No.74　コンタクトレンズトラブルシューティング	3,240 円	
	No.73　これでわかる自己免疫性眼疾患	3,240 円	
	No.72　Brush up 眼感染症 —診断と治療の温故知新— 増大号	5,400 円	
	No.71　歪視の診断と治療	3,240 円	
	No.60　進化する OCT 活用術 —基礎から最新まで— 増大号	5,400 円	
	No.48　眼科における薬物療法パーフェクトガイド 増大号	5,400 円	
	バックナンバー（号数と冊数をご記入ください）		
	No.		

○印	書籍・雑誌名	定価(税込8%)	冊数
	読めばわかる！臨床不眠治療 —睡眠専門医が伝授する不眠の知識 新刊	3,240 円	
	ここからスタート！ 睡眠医療を知る —睡眠認定医の考え方—	4,860 円	
	ここからスタート！眼形成手術の基本手技	8,100 円	
	超アトラス 眼瞼手術 —眼科・形成外科の考えるポイント—	10,584 円	
	PEPARS No.87 眼瞼の美容外科 手術手技アトラス 増大号	5,400 円	
	PEPARS No.147 美容医療の安全管理とトラブルシューティング 増大号	5,616 円	

お名前	フリガナ 　　　　　　　　　　　　　　　　　㊞	診療科
ご送付先	〒　　－　　　　　　　　　　　　　　　　　　　□自宅　　□お勤め先	
電話番号		□自宅 □お勤め先

バックナンバー・書籍合計
5,000 円以上のご注文
は代金引換発送になります

—お問い合わせ先—
㈱全日本病院出版会営業部
電話 03(5689)5989

FAX 03(5689)8030

全日本病院出版会行

FAX 03-5689-8030

年　　月　　日

住 所 変 更 届 け

お 名 前	フリガナ	
お客様番号		毎回お送りしています封筒のお名前の右上に印字されております8ケタの番号をご記入下さい。
新お届け先	〒　　　　　都 道 　　　　　　府 県	
新電話番号	（　　　　　　）	
変更日付	年　　月　　日より	月号より
旧お届け先	〒	

※ 年間購読を注文されております雑誌・書籍名に✓を付けて下さい。

　□ Monthly Book Orthopaedics （月刊誌）
　□ Monthly Book Derma. （月刊誌）
　□ 整形外科最小侵襲手術ジャーナル （季刊誌）
　□ Monthly Book Medical Rehabilitation （月刊誌）
　□ Monthly Book ENTONI （月刊誌）
　□ PEPARS （月刊誌）
　□ Monthly Book OCULISTA （月刊誌）

FAX 03-5689-8030

全日本病院出版会行

Monthly Book OCULISTA バックナンバー一覧

2019.8. 現在

通常号 3,000 円＋税　　増大号 5,000 円＋税

2014 年

No. 10	黄斑円孔・上膜の病態と治療	編／門之園一明
No. 11	視野検査 update	編／松本長太
No. 12	眼形成のコツ	編／矢部比呂夫
No. 13	視神経症のよりよい診療	編／三村 治
No. 14	最新 コンタクトレンズ処方の実際と注意点	編／前田直之
No. 15	これから始める ロービジョン外来ポイント アドバイス	編／佐渡一成・仲泊 聡
No. 16	結膜・前眼部小手術 徹底ガイド	編／志和利彦・小早川信一郎
No. 17	高齢者の緑内障診療のポイント	編／山本哲也
No. 18	Up to date 加齢黄斑変性	編／髙橋寛二
No. 19	眼科外来標準検査 実践マニュアル	編／白木邦彦
No. 20	網膜電図 (ERG) を使いこなす	編／山本修一
No. 21	屈折矯正 newest―保存療法と手術の比較―	編／根岸一乃

2015 年

No. 22	眼症状から探る症候群	編／村田敏規
No. 23	ポイント解説 眼鏡処方の実際	編／長谷部聡
No. 24	眼科アレルギー診療	編／福島敦樹
No. 25	斜視診療のコツ	編／佐藤美保
No. 26	角膜移植術の最先端と適応	編／妹尾 正
No. 27	流出路再建術の適応と比較	編／福地健郎
No. 28	小児眼科診療のコツと注意点	編／東 範行
No. 29	乱視の診療 update	編／林 研
No. 30	眼科医のための心身医学	編／若倉雅登
No. 31	ドライアイの多角的アプローチ	編／髙橋 浩
No. 32	眼循環と眼病変	編／池田恒彦
No. 33	眼内レンズのポイントと合併症対策	編／清水公也

2016 年

No. 34	眼底自発蛍光フル活用	編／安川 力
No. 35	涙道診療 ABC	編／宮崎千歌
No. 36	病的近視の治療 最前線	編／大野京子
No. 37	見逃してはいけない ぶどう膜炎の診療ガイド	編／竹内 大
No. 38	術後感染症対策マニュアル	編／鈴木 崇
No. 39	網膜剥離の診療プラクティス	編／北岡 隆
No. 40	発達障害者(児)の眼科診療	編／田淵昭雄
No. 41	網膜硝子体疾患の薬物療法―どこまでできるか?―	編／岡田アナベルあやめ
No. 42	眼科手術後再発への対応	編／石井 清
No. 43	色覚異常の診療ガイド	編／市川一夫
No. 44	眼科医のための救急マニュアル	編／髙橋春男
No. 45	How to 水晶体再建	編／鈴木久晴

2017 年

No. 46	見えるわかる 細隙灯顕微鏡検査	編／山田昌和
No. 47	眼科外来 日帰り手術の実際	編／竹内 忍
No. 48	眼科における薬物療法パーフェクトガイド 増大	編／堀 裕一
No. 49	クローズアップ! 交通眼科	編／近藤寛之
No. 50	眼科で見つける! 全身疾患	編／平塚義宗
No. 51	酸化ストレスと眼	編／大平明弘
No. 52	初診外来担当医に知っておいてほしい眼窩疾患	編／野田実香
No. 53	複視を診たらどうするか	編／加島陽二
No. 54	実践 黄斑浮腫の診療	編／大谷倫裕
No. 55	緑内障診療に役立つ検査ノウハウ	編／中野 匡
No. 56	こんなときどうする 眼外傷	編／太田俊彦
No. 57	臨床に直結する眼病理	編／小幡博人

2018 年

No. 58	スポーツ眼科 A to Z	編／枝川 宏
No. 59	角膜潰瘍の診かた・治しかた	編／白石 敦
No. 60	進化する OCT 活用術―基礎から最新まで― 増大	編／辻川明孝
No. 61	イチからはじめる神経眼科診療	編／敷島敏悟
No. 62	実践! 白内障難症例手術に挑む	編／徳田芳浩・松島博之
No. 63	これでわかる眼内レンズ度数決定のコツ	編／須藤史子
No. 64	日常診療で役立つ眼光学の知識	編／川守田拓志
No. 65	結膜疾患の診断と治療実践ガイド	編／横井則彦
No. 66	もっと知りたいオルソケラトロジー	編／吉野健一
No. 67	老視のすべて	編／神谷和孝
No. 68	眼科医のための糖尿病トータルガイド	編／馬場園哲也・北野滋彦
No. 69	IT・AI 未来眼科学	編／吉冨健志

2019 年

No. 70	主訴から引く眼瞼疾患診療マニュアル	編／根本裕次
No. 71	歪視の診断と治療	編／今村 裕
No. 72	Brush up 眼感染症―診断と治療の温故知新― 増大	編／江口 洋
No. 73	これでわかる自己免疫性眼疾患	編／堀 純子
No. 74	コンタクトレンズトラブルシューティング	編／糸井素純
No. 75	知っておきたい稀な網膜・硝子体ジストロフィ	編／堀田喜裕
No. 76	流涙を診たらどうするか	編／井上 康

No. 10 以前のバックナンバー，各目次等の詳しい内容は
ホームページ(www.zenniti.com)をご覧ください.

次号予告（9月号）	掲載広告一覧

エッシェンバッハ光学ジャパン　前付 6
東海光学　　　　　　　　　　　　 37

眼瞼形成手術
―形成外科医の大技と小技―

編集企画／日本医科大学武蔵小杉病院
　　　　　形成外科元教授／眼科　眼形成外科
　　　　　村上　正洋

【小技シリーズ】
形成外科手術機器とその使用方法………山下　　建
形成外科的縫合法……………………………秋元　正宇
縫合糸，縫合針の種類と選択………………清水　雄介ほか
眼瞼における創傷治癒の特徴と術後ケア…小川　　令
【大技シリーズ】
眼瞼下垂：どこまでやるか……………………小泉　正樹
皮膚弛緩症：どこまでやるか………………林　　寛子
退行性下眼瞼内反症：どこまでやるか……村上　正洋
下眼瞼睫毛内反症：どこまでやるか………小久保健一
眼瞼とその周辺の皮膚皮下腫瘍……………垣淵　正男ほか
ノンアブレイティブの眼瞼治療……………黄　　聖琥ほか
美容外科で行うタッチアップサージャリー
　………………………………………………土井　秀明

編集主幹：村上　晶　順天堂大学教授	No. 77　編集企画：
高橋　浩　日本医科大学教授	加藤　聡　東京大学准教授

Monthly Book OCULISTA　No. 77

2019 年 8 月 15 日発行（毎月 15 日発行）
　　定価は表紙に表示してあります.
　　　　　　　　Printed in Japan

発行者　　末　定　広　光
発行所　　株式会社　全日本病院出版会
　〒 113-0033　東京都文京区本郷 3 丁目 16 番 4 号 7 階
　　　電話　(03)5689-5989　Fax　(03)5689-8030
　　　郵便振替口座 00160-9-58753
印刷・製本　三報社印刷株式会社　　電話　(03)3637-0005
広告取扱店　㈱メディカルブレーン　電話　(03)3814-5980

© ZEN・NIHONBYOIN・SHUPPANKAI, 2019

・本誌に掲載する著作物の複製権・翻訳権・上映権・譲渡権・公衆送信権（送信可能化権を含む）は株式会社
　全日本病院出版会が保有します.
・ JCOPY ＜(社)出版者著作権管理機構　委託出版物＞
　本誌の無断複写は著作権法上での例外を除き禁じられています. 複写される場合は,そのつど事前に,(社)出版
　者著作権管理機構（電話 03-5244-5088, FAX 03-5244-5089, e-mail: info@jcopy.or.jp)の許諾を得てください.
・本誌をスキャン, デジタルデータ化することは複製に当たり, 著作権法上の例外を除き違法です. 代行業者等の
　第三者に依頼して同行為をすることも認められておりません.